Kleine-Gunk
Das Frauen-
Hormone-Buch

1,5D=€

36/22

W0059908

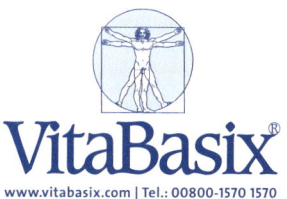

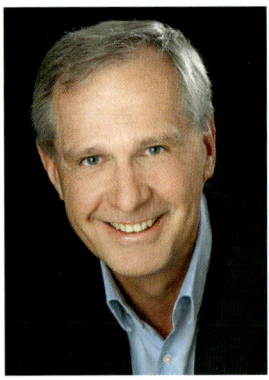

Dr. med. Bernd Kleine-Gunk (*1959) ist Chefarzt der Gynäkologie an der EuromedClinik® in Fürth, Deutschlands größter Privatklinik. Neben der operativen Gynäkologie gilt sein besonderes Interesse ernährungsmedizinischen und hormonellen Fragen. An seiner Klinik hat er ein spezielles Zentrum für Diät- und Ernährungsberatung aufgebaut. Er ist Schriftleiter mehrerer wissenschaftlicher Zeitschriften und Autor zahlreicher Fachbücher und Patientenratgeber. Seit Mai 2009 ist er darüber hinaus Präsident der German Society of Anti Aging Medicine (GSAAM), der größten Anti-Aging-Gesellschaft Europas. Im Trias Verlag sind von ihm die Bücher »Phyto-Östrogene – die sanfte Alternative während der Wechseljahre« sowie »Resveratrol: Länger jung mit der Rotwein-Medizin« erschienen.

Dr. med. Bernd Kleine-Gunk

Das Frauen-Hormone-Buch

Liegt's an den Hormonen?

▮ Wie Östrogene & Co. Ihre Gesundheit,
   Sexualität und Jugendlichkeit beeinflussen
▮ Die neuen Hormontherapien

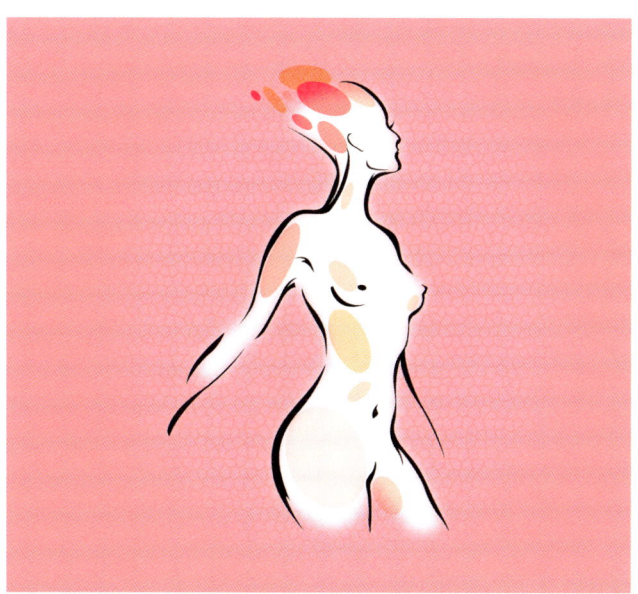

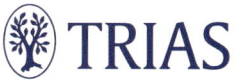

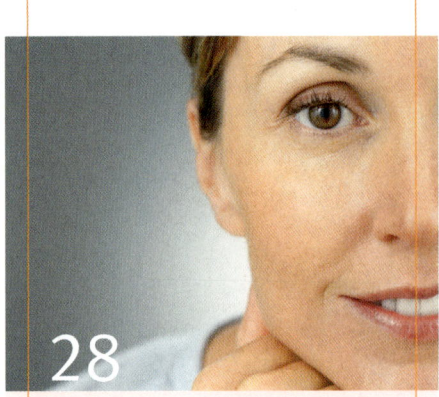

28

Zu viel oder zu wenig von einem Hormon – das allein macht noch keine
Diagnose. Dafür müssen Sie und
Ihr Arzt eine Menge Informationen
zusammentragen.

SPECIALS

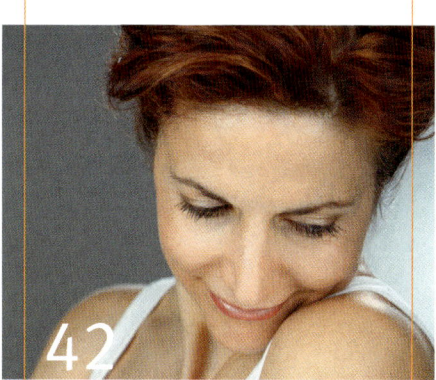

Un-Regelmäßigkeiten, Hormonaus-
fall bei Nulldiät, Insulin als Schwan-
gerschaftshindernis – Hormone
können viel Ärger machen. Tun Sie
etwas dagegen!

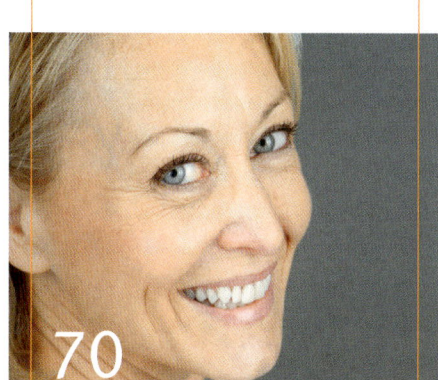

Was wechselt eigentlich in den
Wechseljahren oder: Muss ich unbedingt Hitzewallungen bekommen?

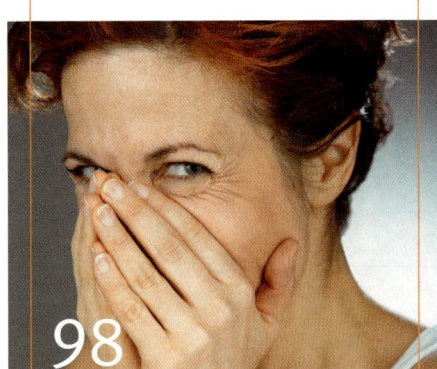

98

Wahlweise Heilsbringer und Jungbrunnen oder Sündenbock und
Krebsauslöser: Die Hormonersatztherapie – was kann sie wirklich?

Vorwort

Hormone regulieren Ihre Körpertemperatur und Ihren Blutdruck. Sie signalisieren Ihnen, wann es Zeit ist schlafen zu gehen und lassen Sie am nächsten Morgen wieder aufwachen. Hormone werden ausgeschüttet, wenn Sie sich verlieben oder wenn Sie Hunger auf ein Stück Erdbeertorte bekommen. Sie stärken Ihre Knochen und lösen Ihre Monatsblutung aus. Sie lassen Kinder wachsen, machen Männer zu Männern und Frauen zu Frauen. Es gibt buchstäblich keine Funktion unseres Körpers, die nicht durch Hormone beeinflusst wird.

Aber natürlich können Hormone auch Probleme machen. Und Frauen erfahren dies in ganz besonderer Weise. Denn das System der weiblichen Sexualhormone ist wesentlich komplexer als das von Männern. Während es bei Männern im wesentlichen darauf ankommt, den Testosteronspiegel einigermaßen auf der Höhe zu halten, müssen Frauen mehrere Geschlechtshormone miteinander ausbalancieren und zyklisch aufeinander abstimmen. Dass dies nicht immer ganz einfach ist, wird spätestens dann klar, wenn sich während der Tage vor den Tagen die Stimmung verdüstert, der Körper Wasser einlagert oder die Brüste anfangen zu spannen.

Und wenn es allmählich auf die 50 zugeht, steht auch noch ein großer hormoneller Umstellungsprozess an: die Wechseljahre. Ein natürlicher Vorgang – keine Frage. Aber dennoch einer, der bei vielen Frauen zu Beschwerden und unangenehmen körperlichen Veränderungen führt. Ob und wie in den Wechseljahren die fehlenden Hormone ersetzt werden sollen, gehört zu den kontroversesten Themen in der Medizin.

In diesem Ratgeber erfahren Sie alles wichtige, um das Für und Wider der unterschiedlichen Hormontherapien richtig beurteilen zu können. Zwischen der unkritischen Propagierung von Hormonen als »ultimative Jungbrunnentherapie« und der gelegentlich geradezu hysterischen Verteufelung als »Dickmacher und Krebserreger« gibt es nämlich auch noch den dritten Weg der differenzierten Darstellung. Informationen über Hormone sollten also so vermittelt werden, wie es die Hormone selbst in unserem Körper idealerweise auch sind – möglichst ausgewogen.

Fürth, im Herbst 2009
Dr. med. Bernd Kleine-Gunk

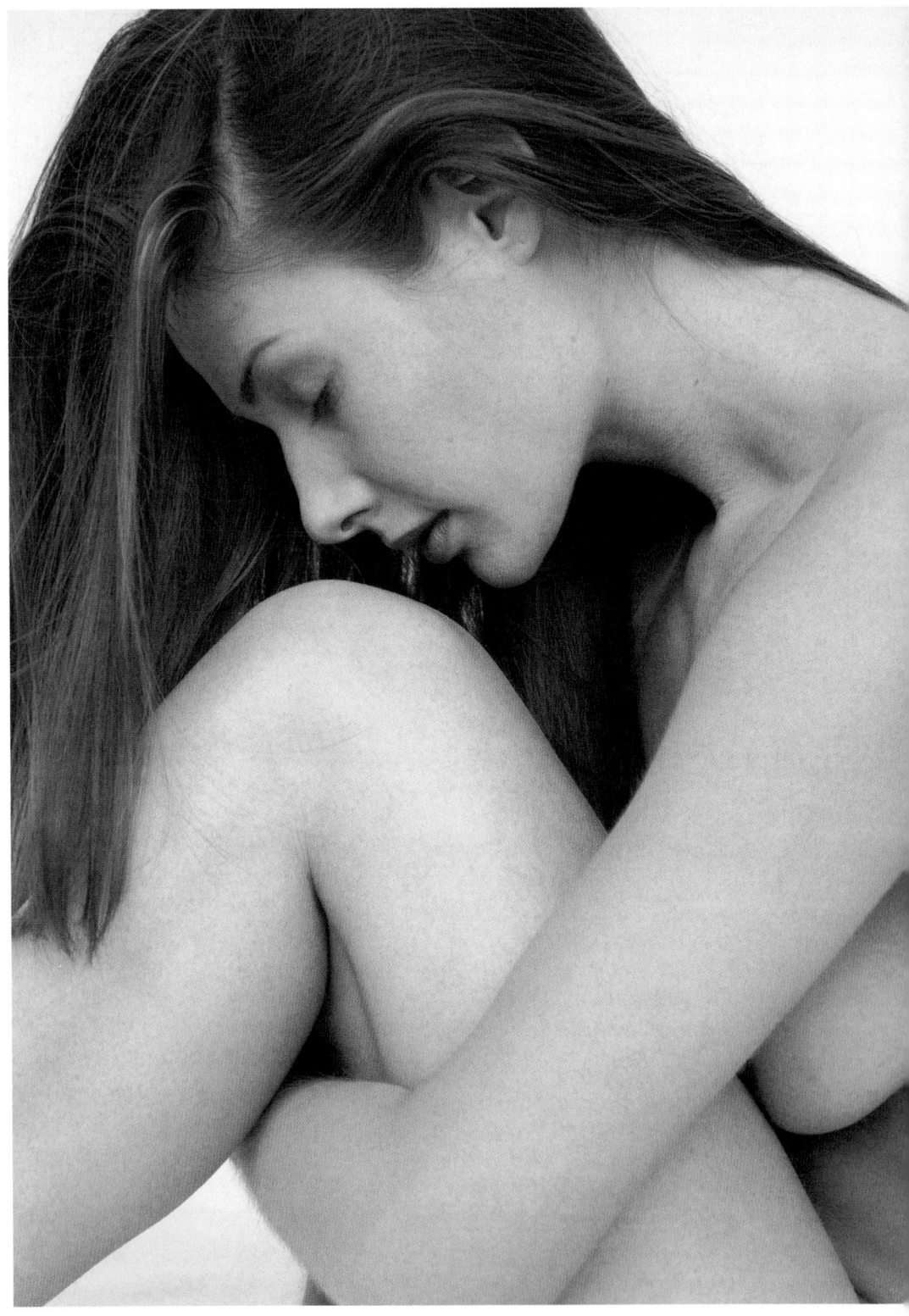

Hormone – unsichtbare Regisseure unseres Lebens

Hormone bestimmen unser Leben. Sie steuern zum Beispiel unser Gewicht, unseren Schlaf, unseren Alterungsprozess und unser Gefühlsleben. Aber wir haben auch Macht über unsere Hormone.

Wie Hormone uns ein Leben lang begleiten

Informationstechnologien prägen unsere Gegenwart: Telefonieren an jedem Ort der Welt, sekundenschnelles Versenden von Bildern und Nachrichten als E-Mail oder das Surfen im World Wide Web sind zur Selbstverständlichkeit geworden. In einer globalisierten Welt wird Kommunikation zum entscheidenden Faktor.

Information ist alles – im Körper wie im Internet

Im Körper ist dies schon lange so. Die sechs Billionen Zellen, die den hochkomplexen menschlichen Körper formen, stehen in engem Austausch miteinander. Denn damit aus den einzelnen Organen mit ihren jeweils Millionen von Zellen ein gut funktionierender Gesamtorganismus wird, bedarf es einer genauen Abstimmung. Die Organe müssen sich nicht nur miteinander vernetzen, sie müssen sich auch rasch anpassen an eine sich ständig verändernde Außenwelt. Für diese Aufgabe benötigt der Körper ein hocheffizientes Informationssystem. Das hat er auch. Genauer gesagt: Er hat sogar gleich zwei davon.

Die Qual der Wahl: schnelle oder differenzierte Information

Das erste Informationssystem ist unser Nervensystem. Es lässt sich vergleichen mit dem guten alten Kabelnetz. Ausgehend von einer übergeordneten Steuerzentrale, dem Gehirn, durchzieht es den Organismus mit unzähligen Strängen, die sich bis in die letzten Körperwinkel hinein verzweigen. Und genauso wie im Kabelnetz erfolgt auch die Signalübertragung durch elektrische Impulse.

Das Nervensystem übermittelt Informationen nicht nur in eine Richtung, von der Schaltzentrale in die Peripherie, sondern es erlaubt auch den Rückfluss von Informationen zur Zentrale. Dies ist vor allem bei der Übermittlung von Sinnes- und Schmerzreizen wichtig. Dass dabei elektrische Impulse zur Signalübertragung genutzt werden, hat einen großen Vorteil: Strom fließt schnell. Wer jemals auf eine heiße Herdplatte gefasst hat, weiß diesen Vorteil zu schätzen.

Neben dem schnellen Kommunikationssystem der Nervenbahnen leistet sich

10

unser Körper noch ein zweites Informationsnetz, das völlig anders arbeitet. In ihm erfolgt die Informationsübertragung durch chemische Moleküle. Als Transportweg dienen nicht die Nervenbahnen, sondern die Blutgefäße. Der Nachteil dieses Systems: Die Informationsvermittlung auf dem Blutwege ist sehr viel langsamer. Der Vorteil: Über das Blut kann eine Vielzahl unterschiedlicher Botenstoffe transportiert werden, die wesentlich komplexere Reaktionen auslösen als die schnelle, aber relativ einförmige Übertragung mittels Nervenimpuls.

Die Botenstoffe, die für diese Signalübertragung genutzt werden, nennt man Hormone. Mit der Frage, welche Rolle all jene Botenstoffe spielen, die in großer Zahl in unserer Blutbahn unterwegs sind, beschäftigt sich die Endokrinologie, die Lehre von den Hormonen. Ihre Erkenntnisse haben vielfältige Auswirkungen auf die Gesundheit und das Wohlbefinden von Frauen. Wie stark Hormone in Ihr Leben eingreifen, lesen Sie auf Seite 18: das ganze Frauenleben – entscheidend gesteuert durch Hormone.

Was passiert, wenn das hormonelle System nicht ganz so optimal arbeitet wie es sollte? Ein Zuviel oder Zuwenig an Hormonen kann gravierende Folgen für unser Befinden und unsere Gesundheit haben. Da jedoch fast alle Hormone inzwischen auch als pharmazeutische Präparate zur Verfügung stehen, haben wir vielfältige Möglichkeiten, unser Hormonsystem von außen zu beeinflussen. Das gilt für die Behandlung von Krankheitsbildern wie Schilddrüsenunterfunktion oder Diabetes ebenso wie für Funktionsstörungen der Geschlechtshormone oder für die Lifestyle – und Anti-Aging-Medizin, die weniger die Behandlung akuter Erkrankungen als vielmehr die Steigerung der Lebensqualität zum Ziel hat.

Hormone – woher und wohin?

Die gängige Definition lautet: Ein Hormon ist ein chemischer Botenstoff, der von einer inneren (endokrinen) Drüse in die Blutbahn abgegeben wird, um an einer anderen Stelle des Organismus eine spezifische Wirkung hervorzurufen. Der Begriff Hormon stammt dabei von dem griechischen Wort »hormeo« und bedeutet so viel wie »Ich treibe an« – eine recht treffende Charakterisierung der Wirkung von Hormonen. Erklärungsbedürftig ist der Begriff der »inneren Drüse«. Die Gegenstücke, die äußeren Drüsen, sind leichter zu beschreiben: Äußere (exokrine) Drüsen sondern ihre Sekrete über kleine Ausführungsgänge an Körperoberflächen ab. Allgemein bekannt sind zum Beispiel die Schweißdrüsen, ferner Tränendrüsen und Schleimdrüsen in der Nase. Die Wirkung der inneren Drüsen spüren wir dagegen nicht direkt, da diese ihre Sekrete, die Hormone, in die Blutbahn abgeben. Klassische Hormondrüsen sind die Schilddrüse, die Geschlechtsdrüsen (Eierstöcke und Hoden) und die Nebennieren.

Inzwischen hat man erkannt, dass Hormone nicht nur in den darauf spezialisierten »inneren Drüsen« entstehen. Nahezu jedes Gewebe in unserem Körper bildet eigenständig Hormone. Die Muskulatur produziert Geschlechtshormone, die Haut Wachstumshormon, der Darm Serotonin. Ein besonders hormonaktives Organ ist dabei übrigens jenes Gewebe, das meist lediglich als passiver Speicher für übermäßig zugeführte Kalorien angesehen wird: das Fettgewebe. Es gilt inzwischen nach den Eierstöcken als das wichtigste Östrogen produzierende Organ im weiblichen Körper. Darüber hinaus bildet es eine Vielzahl eigenständiger Hormone und Signalstoffe. Wir werden darauf später noch zurückkommen.

Ein weiterer Faktor macht die Sache noch unübersichtlicher. Hormone werden nach neuesten Erkenntnissen nicht nur ins Blut abgegeben, sondern auch direkt in das umgebende Gewebe. Diese Gewebehormone werden zumeist sehr schnell abgebaut und lassen sich durch die üblichen Laboruntersuchungen nicht oder nur sehr schwer nachweisen. Das ist auch der Grund, warum sie so lange unbekannt blieben. Inzwischen werden jedoch fast wöchentlich neue Gewebehormone entdeckt.

Hormone – vier Grundtypen erleichtern die Übersicht

Zugegeben: Sehr übersichtlich ist das Gebiet der Hormone inzwischen nicht mehr. Dennoch sollte man den Versuch nicht aufgeben, anhand ihres chemischen Aufbaus ein wenig Ordnung in die Sache zu bringen. Das hat mehrere Vorteile. Zum einen ermöglicht es eine relativ einfache Einteilung, denn die meisten Hormone lassen sich auf recht einfache chemische Grundstrukturen zurückführen. Zum anderen erlaubt es, Rückschlüsse auf die Wirkungen und das Stoffwechselverhalten der entsprechenden Hormone zu ziehen.

Steroidhormone Beginnen wir zunächst mit den Geschlechtshormonen, die uns in diesem Buch ja in ganz besonderer Weise beschäftigen. Sie werden auch als **Steroidhormone** bezeichnet, weil ihre chemische Struktur die eines sogenannten Steroidgerüstes ist. Alle Steroidhormone leiten sich dabei vom Cholesterin ab. Ja, Sie haben richtig gelesen: Genau jenes fürchterliche Zeug, das unsere Blutgefäße verstopft, ist der Stoff, aus dem die Sexualhormone gemacht werden. Über einige Zwischenstufen entstehen aus Cholesterin das Pregnenolon

GUT ZU WISSEN

Östrogene oder Estrogene?

Was ist richtig? – Beide Schreibweisen bezeichnen dieselben Hormone. Gebäuchlicher ist im deutschen Sprachraum immer noch die Ö-Schreibweise. Die E-Schreibweise basiert auf der englischen Bezeichnung (estrogen) und setzt sich in der Fachwelt allmählich durch. Dementsprechend können Sie in verschiedenen Publikationen auch Östradiol bzw. Estradiol, Östron bzw. Estron und Östriol bzw. Estriol finden.

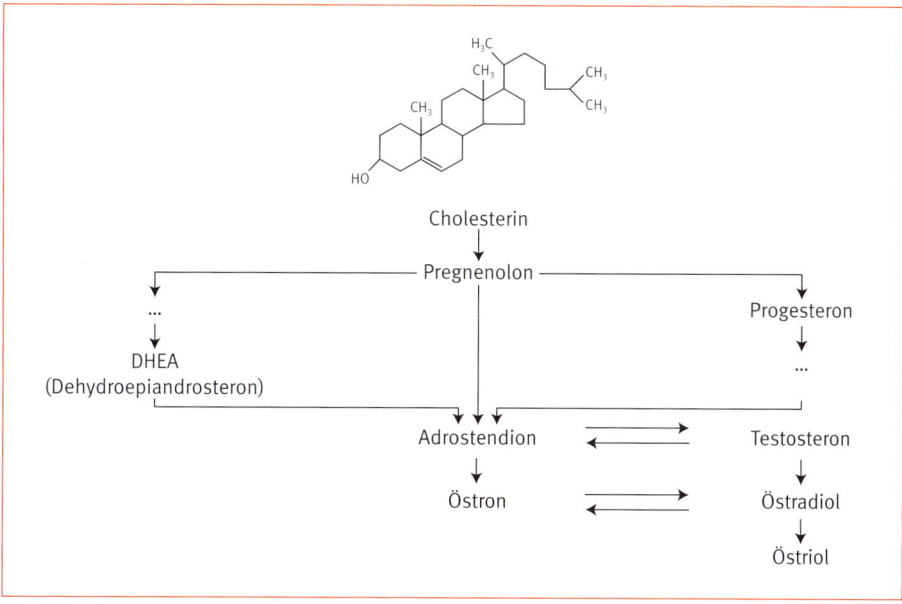

▲ Synthese der Sexualsteroide (schematisch). Alle Steroidhormone sind chemisch gesehen Abkömmlinge des Cholesterins.

und das DHEA (Dehydroepiandrosteron). Beide Substanzen besitzen bereits eigenständige hormonelle Aktivitäten, dienen im Wesentlichen aber als Vorläuferhormone für die eigentlichen Geschlechtshormone.

Sie müssen diesen Stoffwechselweg nicht auswendig lernen – achten Sie einfach nur darauf, wie eng männliche und weibliche Geschlechtshormone chemisch miteinander verwandt sind. Ein kleiner Stoffwechselschritt (man nennt ihn Aromatisierung), und schon entsteht aus dem männlichen Hormon **Testosteron** das weibliche Geschlechtshormon **Östradiol**. Und wenn Sie einen Mann richtig depressiv machen wollen, dann erklären Sie ihm, dass das männ-

liche »Powerhormon Testosteron« eigentlich nichts anderes ist als ein Vorläufer für die weiblichen Geschlechtshormone. Auch das Geblkörperhormon Progesteron ist ein Steroidhormon. Ebenfalls in diese Gruppe gehören das Stresshormon **Cortisol** sowie **Aldosteron**, das an der Kontrolle des Blutdrucks beteiligt ist. Da beide in der Rinde (dem Kortex) der Nebenniere gebildet werden, bezeichnet man sie auch als Kortikosteroide.

Proteohormone. Eine zweite große Gruppe von Hormonen bilden die Eiweiß- oder **Proteohormone.** Eiweiße sind zunächst einmal nichts anderes als aneinander gekettete Aminosäuren. Zählt die Kette mehr

13

GUT ZU WISSEN

Steroide – Droge der Bodybilder

Im allgemeinen Sprachgebrauch werden als Steroide häufig all jene obskuren Substanzen bezeichnet, die Bodybilder als Dopingmittel verwenden. Dies ist vor allem historisch begründet. Männliche Geschlechtshormone gehörten zur ersten Generation von Dopingpräparaten, die wegen ihrer muskelaufbauenden Wirkung als Anabolika eingesetzt wurden. Später kamen dann chemisch veränderte und entsprechend stärker wirkende Androgene hinzu. Wie wir gesehen haben, besteht die chemische Grundstruktur aller männlichen Hormone aus einem Steroidgerüst. Folglich bürgerte sich der Begriff »Steroid« rasch für alle Medikamente ein, die eine muskelaufbauende und leistungssteigernde Wirkung zeigen. Inzwischen werden hierzu eine Vielzahl weiterer Substanzen verwendet, unter anderem auch das Wachstumshormon (HGH). Und das ist – wie wir ebenfalls gelernt haben – kein Steroid-, sondern ein Peptidhormon. Den Bodybildern sind allerdings derartige biochemische Feinheiten relativ gleichgültig. Für sie ist ein Steroid alles, was den Bizeps wachsen lässt.

als 20 Aminosäuren, so haben wir es mit einem Protein zu tun. Der bekannteste Vertreter der Eiweißhormone ist das **Insulin**. Zur gleichen Gruppe zählen aber auch das follikelstimulierende **Hormon (FSH)** und das **luteinisierende Hormon (LH)**. Beide spielen eine wichtige Rolle für die Eireifung und den Eisprung sowie die damit einhergehende Hormonproduktion. Und schließlich sind auch die in der Hirnanhangsdrüse gebildeten Hormone **Prolaktin** sowie das **Wachstumshormon** (Human-Growth-Hormon, HGH) Proteohormone. Alle Eiweißhormone werden wie gewöhnliche Nahrungsproteine im Magen-Darm-Trakt zerlegt. Deshalb gibt es z. B. kein Insulin in Tablettenform, und insulinpflichtige Diabetiker müssen das Hormon injizieren.

Aminosäureabkömmlinge. Dabei handelt es sich um Hormone, die eine einzelne Aminosäure als Transportsystem nutzen.

Zu dieser Gruppe gehören die Schilddrüsenhormone Thyroxin und Trijodthyronin, aber auch andere Botenstoffe wie Dopamin und Noradrenalin. Da die Grundstruktur dieser Hormone aus nur einer einzelnen Aminosäure besteht, wird diese auch vom Magen-Darm-Trakt nicht weiter zerlegt. Praktisch bedeutet das: Die genannten Hormone können problemlos in Tablettenform eingenommen werden. Eine Tatsache, für die Millionen von Menschen, die zum Beispiel täglich Schilddrüsenhormone benötigen, sicherlich dankbar sind.

Arachidonsäureabkömmlinge. Der Vollständigkeit halber seien auch Vertreter der vierten Gruppe von Hormonen genannt. Sie leiten sich von der mehrfach ungesättigten Fettsäure **Arachidonsäure** ab. Hierzu gehören z. B. die Prostaglandine, die u. a. bei Schmerzen, Entzündungen und Blutverklumpungen eine Rolle spielen.

Einteilung der Hormone.

Klasse	Hormon (Auswahl)	Hauptbildungsort
Steroidhormone	Testosteron	Hoden
	Östrogene und Progesteron	Eierstöcke
	Aldosteron, Cortisol	Nebennierenrinde
Eiweiß- und Proteohormone	FSH, LH	Hypophyse
	Prolaktin	Hypophyse
	Wachstumshormon (HGH)	Hypophyse
	Oxytocin	Hypothalamus
	Insulin	Bauchspeicheldrüse
Aminosäureabkömmlinge	Thyroxin, Trijodthyronin	Schilddrüse
	Noradrenalin, Adrenalin	Nebennierenmark
Arachidonsäureabkömmlinge	Zytokine	im ganzen Körper

Hormonrezeptoren – der Schlüssel der Wirkung

Eine Vielzahl von Hormonen wird ins Blut oder ins Gewebe abgegeben. Doch wie erkennt die Zielzelle das »vorbeischwimmende« Hormon? Die meisten Aminosäureabkömmlinge, Eiweiß- und Proteohormone, sind nicht fettlöslich und können die fetthaltige Zellhülle nicht durchdringen. Damit eine Zielzelle ein solches Hormonsignal erkennen und darauf reagieren kann, muss sie spezifische Empfänger, sogenannte Rezeptoren, in ihrer Außenhülle besitzen. Wie ein Schlüssel zum Schloss passen Hormone und Hormonrezeptoren zusammen.

In dem Moment, in dem das Hormon außen an der Zelle erkannt und gebunden wird, werden im Inneren der Zelle komplizierte Stoffwechselvorgänge in Gang gesetzt, die die vom Hormon gewünschte Wirkung erzielen. Eine Zelle, die Zielzelle für unterschiedliche Hormone ist, besitzt dementsprechend mehrere Rezeptoren. Es ist sogar möglich, dass eine Zelle über unterschiedliche Hormone sogar zu gegensätzlichen Reaktionen veranlasst wird.

Steroidhormone hingegen können die Zellmembran durchdringen und binden an Rezeptoren in der Zelle. Dabei ändert dieser seine Form und kann seinerseits Reaktionen in Gang setzen.

Die da oben – wir da unten

Was sollte man noch über Hormone wissen? Zum Beispiel, dass sie einem hierarchischen System unterliegen. Es gibt

15

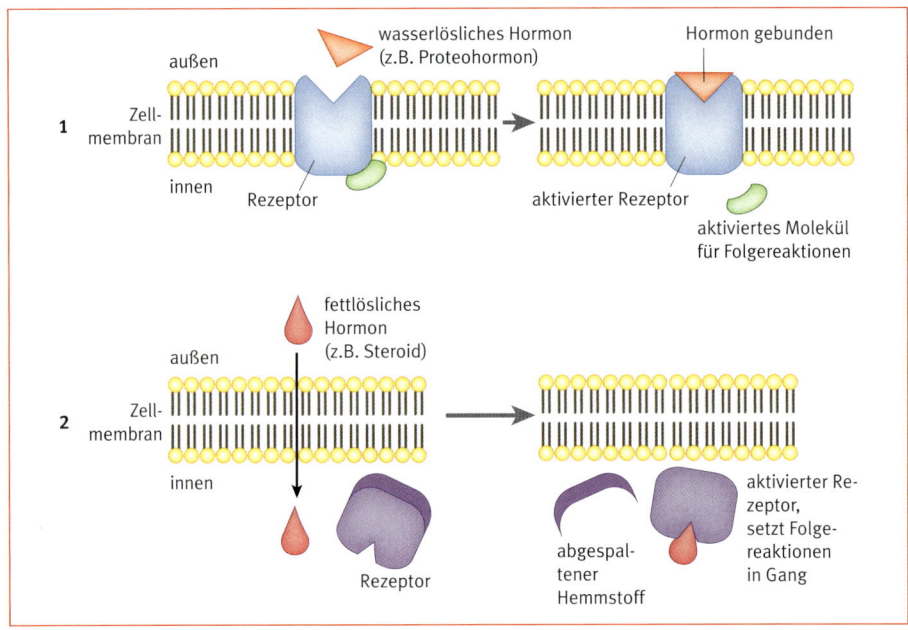

▲ Ein wasserlösliches Hormon kann die fetthaltige Zellmembran nicht durchdringen. Damit es trotzdem eine Wirkung im Zellinneren entfalten kann, benötigt es einen Rezeptor als Hilfe. An diesen wird das Hormon von außen gebunden. Der Rezeptor verändert dadurch seine Form und setzt im Zellinneren ein Molekül frei, das dort weitere Reaktionen in Gang bringt. Fettlösliche Hormone hingegen dringen in die Zelle ein und binden dort an einen Rezeptor, wodurch Folgereaktionen ausgelöst werden.

Hormone, welche die eigentliche Arbeit machen und solche, welche die Befehle dazu geben. Wie sich das für ein ordentliches hierarchisches System gehört, haben aber auch die Befehlsgeber selber wiederum übergeordnete Vorgesetzte, deren Anweisungen sie befolgen müssen.

Das Gute an diesem hierarchischen System ist folgendes: Die hochrangigen Vorgesetzten geben nicht nur Befehle, sondern hören tatsächlich auch auf das, was die Untergebenen ihnen mitteilen. Steigt zum Beispiel die Konzentration von Schilddrüsenhormonen im Blut, so erhalten die übergeordneten Zentren darüber Nachricht und reagieren entsprechend. Sie schütten dann weniger stimulierende Botenstoffe aus und senken damit den Hormonspiegel im Blut. Bei niedrigen Konzentrationen funktioniert das Ganze umgekehrt: Es werden vermehrt stimulierende Hormone ausgeschüttet, was in einem weiteren Schritt die Konzentration der Arbeitshormone erhöht. Ein solches System nennt man einen Regelkreis. Wenn Sie es modisch auf

Englisch mögen, sprechen Sie von einem Feedback-Mechanismus. Und wenn Sie es Ihrem Mann erklären wollen, sagen Sie einfach, es funktioniert wie Ihre Zentralheizung. Eine derartige Zentralheizung hat ja ebenfalls eine klar definierte Aufgabe. Sie soll die Zimmertemperatur immer auf dem gleichen Niveau halten. Eine ganz ähnliche Aufgabe haben die allermeisten Hormone: Die Aufrechterhaltung eines stabilen Körperzustandes. Zu diesem stabilen Körperzustand gehört aber nicht nur eine gleichbleibende Körpertemperatur, sondern auch ein konstanter Wasserhaushalt, ein stabiler Blutdruck usw. Um dies zu gewährleisten, hat sich das Prinzip des Regelkreises mit seinem Rückkopplungsmechanismus exzellent bewährt.

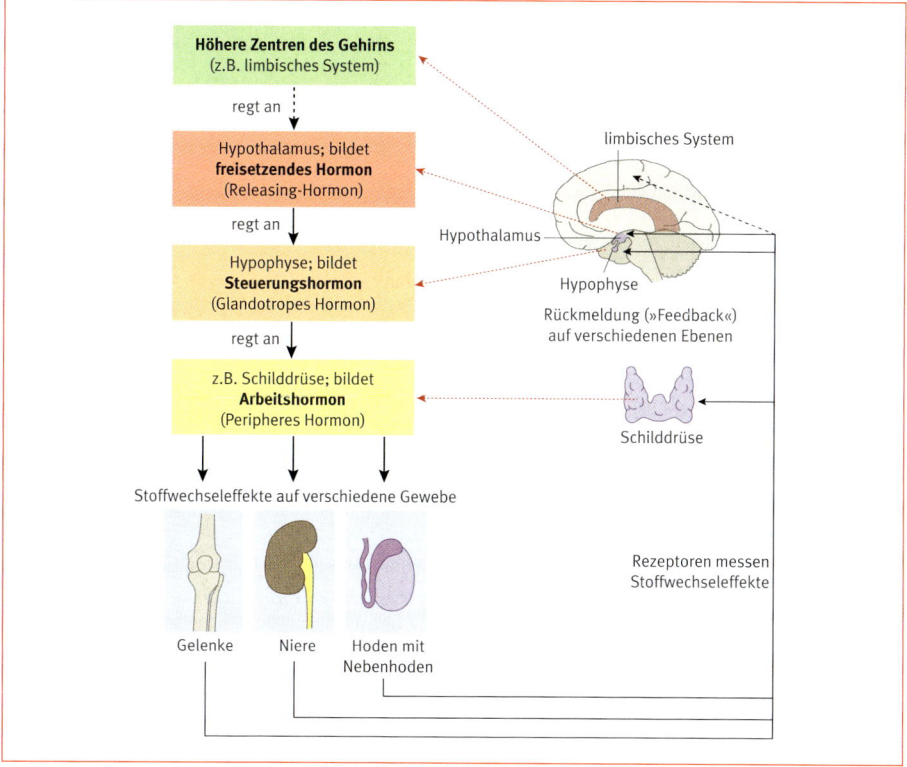

▲ **Hierarchie der Hormonregulation.** Das in einem Teil des Gehirns, im Hypothalamus, gebildete Releasing-Hormon (engl. *to release* freisetzen) regt die Hormonproduktion in der Hypophyse an. Das dort gebildete sogenannte glandotrope Hormon (Steuerungshormon) reguliert z. B. die Bildung der Hormone in der Schilddrüse (Arbeitshormone). Diese haben Effekte auf verschiedene Gewebe. In einem Regelkreis werden die Stoffwechseleffekte an die Schilddrüse und das Gehirn zurückgemeldet (»Feedback«), wo dementsprechend die Hormonproduktion gesteigert oder gedrosselt wird.

Der weibliche Körper – beeinflusst vom Wechselspiel der Hormone

Die Steuerung der Geschlechtshormone erfolgt grundsätzlich nach genau dem gleichen Prinzip. Allerdings kommen hier bei der Frau noch zyklische Schwankungen hinzu, um den Eisprung zu bewirken und die beiden weiblichen Sexualhormone **Östrogen** und **Progesteron** auszubalancieren. Dazu braucht es ein ziemlich ausgeklügeltes System, auf das wir gleich noch zu sprechen kommen. Männer sind da wesentlich einfacher gestrickt. Sie müssen lediglich ihr Testosteron einigermaßen auf der Höhe halten. Dazu reicht ein einfacher Regelkreis aus.

Nun wissen Sie schon eine Menge über den Aufbau und die Wirkweise von Hormonen – und dass die Regelkreise der Geschlechtshormone bei Frauen weitaus komplizierter sind als bei Männern. Der Monatszyklus, der durch unterschiedliche Spiegel an Östrogen und Gestagenen bestimmt wird, ist nämlich nur einer dieser Regelkreise. Während Ihres ganzen Lebens ändert sich die hormonelle Situation mehrmals. Die Geschlechtshormone prägen in unterschiedlicher Konzentration und Kombinaton das Frauenleben vom ersten bis zum letzten Tag:

Neugeborenes. Das neugeborene Mädchen hat fast genauso hohe Blutspiegel an Östrogen (Östradiol) und Progesteron wie die Mutter, selbst das Schwangerschaftshormon HCG liegt bei 80 % des Werts der Mutter.

Brust und Gebärmutter wachsen daher vorübergehend verstärkt, was sich aber nach der Geburt rasch wieder ändert.

Kindheit. Die Kinderzeit zwischen dem 1. und dem 8. Lebensjahr ist die Ruhephase der Geschlechtsentwicklung. Sowohl die antreibenden Hormone der Hirnanhangdrüse als auch die Geschlechtshormone werden nur in sehr geringen Mengen produziert.

Präpubertät. Zwischen dem 8. und 12. Lebensjahr, während der Präpubertät, ändert sich das langsam. Die Eierstöcke beginnen, stärker auf die antreibenden Hormone aus der Hirnanhangdrüse zu reagieren. Ab dem 10. Lebensjahr knospen allmählich die Brüste.

Pubertät. In der Pubertät (12.–15. Lebensjahr) steigen Östrogen- und Androgenspiegel stark an. Das Erscheinen der Schambehaarung zeigt an, dass auch die Androgene ihre Tätigkeit aufnehmen. Die Östrogene sorgen für die Brustentwicklung und das Wachstum der inneren Geschlechtsorgane. Das Mädchen bekommt seine Periode und kann jetzt schwanger werden. Nach der Pubertät schließt sich die Phase der Adoleszenz an (15.–18. Lebensjahr), in der das Wachstum abgeschlossen wird, sich der Zyklus stabilisiert und die volle Fruchtbarkeit allmählich erreicht wird.

Geschlechtsreife. Die Zeit der Geschlechtsreife setzen die Gynäkologen bei 18–45 Jahren an; allerdings sinkt die Fruchtbarkeit ab dem 30.–35. Lebensjahr schon wieder langsam ab. Zwischen Gehirn (Hypothalamus), Hirnanhangdrüse (Hypophyse) und Eierstöcken sorgt ein fein abgestimmter Regelkreis dafür, dass der Monatszyklus mit seinem Wechselspiel zwischen Östrogenen und follikelstimulierendem Hormon (FSH) in der ersten Zyklushälfte, luteinisierendem Hormon (LH) zur Vorbereitung des Eisprungs und Progesteron für die zweite Zyklushälfte gut funktioniert.

Klimakterium. Das Klimakterium oder die Wechseljahre zeichnet sich durch einen Rückgang der Hormonproduktion aus. Gestagen- und dann auch Östrogenspiegel sinken ab, die antreibenden Hormone FSH und LH steigen hingegen an. Die letzte Regelblutung, die von den Ärzte als Menopause bezeichnet wird, findet meist zwischen dem 45. und 55. Lebensjahr statt. Das Klimakterium geht bei manchen Frauen mit heftigen Beschwerden einher (siehe S. 72).

Nach den Wechseljahren. Nach dem 60.–65. Lebensjahr sind die Wechseljahre endgültig abgeschlossen. Die Eierstöcke produzieren aber immer noch in geringen Mengen Hormone, vor allem DHEA und Testosteron, die im Fettgewebe zu dem Östrogen Östron umgewandelt werden.

Die wichtigsten Hormone

Eine Vielzahl von Hormonen steuert die Vorgänge in unserem Körper. Dabei ist die Wirkung von der richtigen Menge abhängig. Ein »Zuviel« und ein »Zuwenig« kann den Körper manchmal durcheinander bringen. Erst das genaue Wissen und das Veständnis über die Wirkung der Hormone ermöglicht eine gezielte Therapie.

Östrogene – die »Unbeschreiblich-weiblich«-Hormone

Ohne Östrogene gibt es kein Leben als Frau – diese Gruppe von Hormonen lässt ab der Pubertät die Geschlechtsorgane wachsen und funktionieren. Die drei wichtigsten natürlichen Östrogene heißen Östradiol, Östron und Östriol. Östradiol ist der wirksamste Vertreter des Trios, Östriol scheint vor allem in der Schwangerschaft eine wesentliche Rolle zu spielen, und Östron wird nach den Wechseljahren zum wichtigsten Östrogen. Die Östrogene werden überwiegend in den Eierstöcken gebildet, Östron aber immerhin zur Hälfte auch im Fettgewebe, und selbst der männliche Hoden bildet Östrogene.

Östrogene wirken beileibe nicht nur an den Geschlechtsorganen, sondern auch an Leber, Haut, Blutgefäßen und Knochen sowie einer ganzen Reihe weiterer Organe. Nicht zuletzt deswegen kommen auch Männer nicht ohne die »Unbeschreiblich-weiblich«-Hormone aus. Männer produzieren selbst Östrogene, indem sie ihre Androgene als Vorläuferhormone benutzen, die dann hauptsächlich im Fettgewebe zu weiblichen Geschlechtshormonen umgewandelt werden. Ein 60-jähriger Mann hat daher – frau höre und staune – mehr Östrogene in seinem Blut als eine gleichaltrige Frau, die keine Hormonsubstitution betreibt.

Zwischen Pubertät und Wechseljahren kann man zwei verschiedene Arten von Östrogenausschüttung unterscheiden: die dauerhafte, im Alter und in der Kindheit allerdings sehr niedrige gleichmäßige Östrogenbasisproduktion, und die zyklusabhängige. Letztere sorgt mit hohen Spiegeln in der ersten Zyklushälfte für das Wachstum der Gebärmutterschleimhaut und die Vorbereitung des Eisprungs in den Eierstöcken. Diese zyklische Wirkung endet nach den Wechseljahren komplett. Östrogenmangel erzeugt die klassischen Symp-

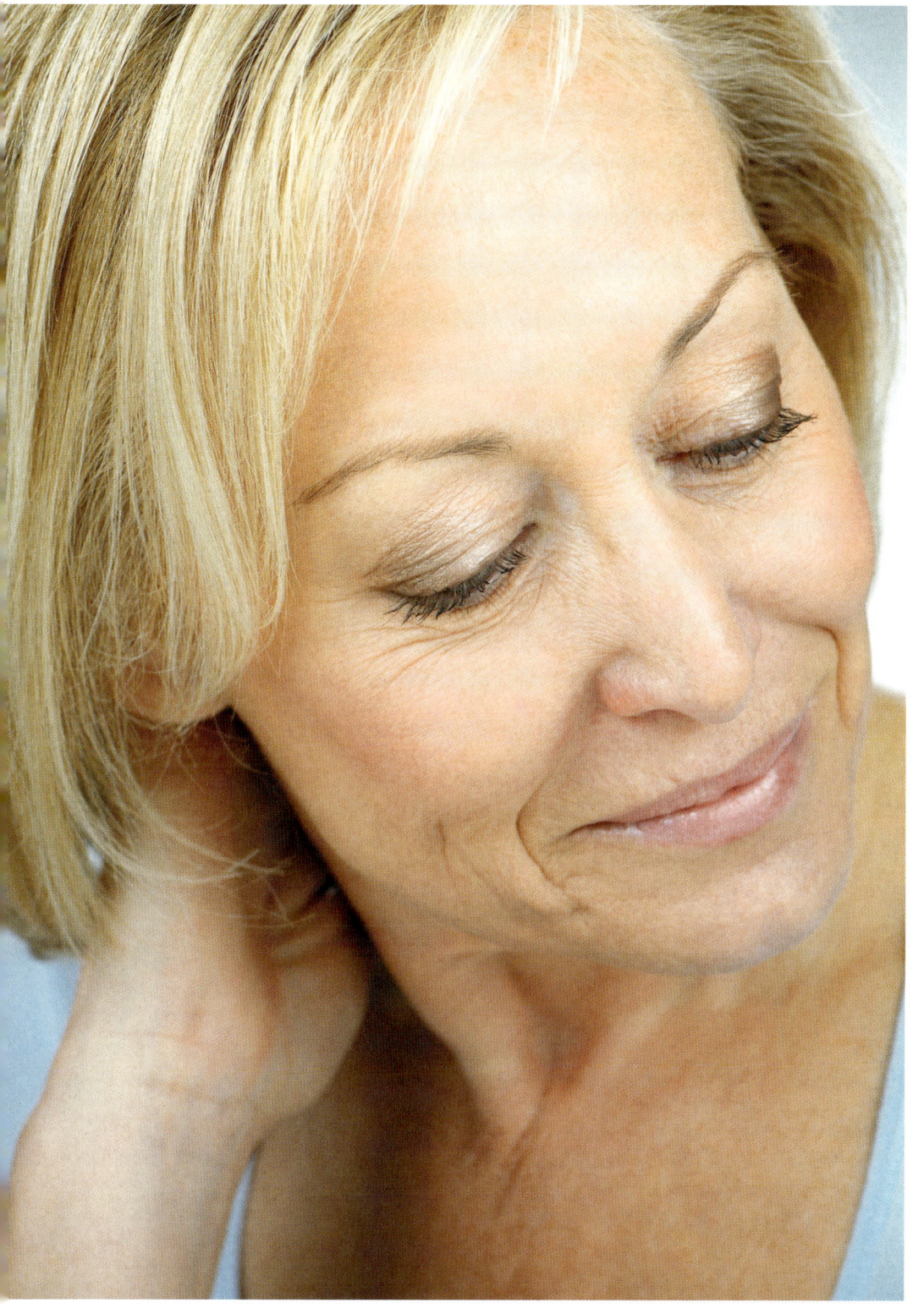

tome der Wechseljahre: Hitzewallungen, Schlafstörungen, trockene Schleimhäute, Blasenprobleme und Depressionen – und diese Liste ist noch lange nicht vollständig.

Nachdem die Östrogene ihren Zweck im Körper erfüllt haben, werden sie in der Leber inaktiviert und überwiegend mit dem Urin ausgeschieden.

Progesteron – mehr als nur ein Schwangerschaftshormon

Progesteron (Gelbkörperhormon) als wichtigster Vertreter der Gestagene ist das führende Hormon der zweiten Zyklushälfte. Es wandelt die durch Östrogene vorbereitete Gebärmutterschleimhaut so um, dass sich ein befruchtetes Ei dort einnisten kann. Progesteron fördert dann das Wachstum der Gebärmutter und bereitet die Brust aufs Stillen vor. Kommt es in diesem Zyklus nicht zu einer Schwangerschaft, sinkt der Progesteronspiegel stark ab, und die Monatsblutung setzt ein.

Außer an Gebärmutter und Brust wirkt Progesteron am Gehirn (z.B. auf die Regulation der Körpertemperatur), an den Knochen und an der glatten Muskulatur. Dort senkt Progesteron die Spannung der glatten Muskelfasern, weswegen etwa

Krampfadern besonders häufig während der Schwangerschaft auftreten. Progesteron wird in nennenswerter Menge nur in den Eierstöcken und während der Schwangerschaft in der Plazenta (Mutterkuchen) gebildet.

Bei Progesteronmangel kann eine Frau nicht schwanger werden. In den Wechseljahren geht das Absinken des Progesteronspiegels meist ohne erkennbare Beschwerden vonstatten. Auslöser der typischen Wechseljahressymptome sind die fehlenden Östrogene. Allerdings müssen bei einer Hormonersatztherapie (siehe S. 100) immer auch Gestagene eingenommen werden, wenn die Gebärmutter noch vorhanden ist, da eine einseitige Östrogenwirkung Risiken birgt.

Androgene – auch für Frauen wichtig

Als Androgene bezeichnet man Hormone, die die Entwicklung und Ausprägung männlicher Geschlechtsmerkmale fördern. Beim Mann werden sie überwiegend in den Hoden gebildet, bei Frauen in den Eierstöcken, der Nebennierenrinde und im Fettgewebe. Das wirksamste Androgen ist Dihydrotestosteron, gefolgt von Testosteron. Auch Dehydroepiandrosteron (DHEA), wirkt hauptsächlich als Androgen. Es wird überwiegend in den Nebennieren gebildet und gilt als Anti-Aging-Hormon (siehe S. 79).

Biochemisch gesehen sind die Androgene der Frau exakt die gleichen wie beim Mann. Nur ihre Konzentration ist wesentlich geringer: Im Blut der Frau findet sich im Vergleich zu Männern nur etwa ein Zehntel der Menge an Testosteron. Bei der Frau spielen die Androgene mehrere wichtige Rollen: Zum einen dienen sie als Vorstufen für die Östrogenproduktion, zum anderen erfüllen sie eigenständige Aufgaben: Sie tragen zur körperlichen und seelischen Ausbildung der Geschlechtsrolle und zur Entwicklung der Körperbehaarung bei, fördern die sexuelle Lust, beeinflussen Haut, Haarwurzeln und Talgdrüsen, kräftigen die Muskulatur und stärken das Knochengerüst.

Vor allem junge Frauen können auch darunter leiden, dass ihre Androgenspiegel zu hoch sind. Die Folge sind dann eine fettige Haut (Seborrhö) und vor allem die verhasste Akne. Im Kapitel »Haut und Hormone« (siehe S. 123) gehen wir auf dieses Problem ausführlich ein.

Übermäßiger Einfluss von Androgenen bereits in der Kindheit, z.B. durch hormonproduzierende Tumoren, führt bei Mädchen zur vorzeitigen Pubertät, zu verstärkter Körperbehaarung und zu Unfruchtbarkeit. Androgenmangel senkt das sexuelle Verlangen und reduziert den allgemeinen Antrieb. Viele Aspekte des Androgenstoffwechsels bei Frauen sind jedoch noch un-

GUT ZU WISSEN

Wie wird ein Mann ein Mann?

Wie wichtig die Rezeptoren für die Wirkung von Hormonen sind, lässt sich an einem seltenen Krankheitsbild zeigen. Die sogenannte testikuläre Feminisierung führt dazu, dass die betroffenen Patienten sich zu einer Art geschlechtlichem Zwitter entwickeln. Chromosomal, also vom Erbgut her, handelt es sich bei ihnen eindeutig um Männer. Sie besitzen Hoden, die völlig normal funktionieren und ausreichende Mengen an Testosteron produzieren. Allerdings können aufgrund eines genetischen Defektes die Körperzellen dieses Testosteron nicht erkennen. Die Folgen sind dramatisch. Die betroffenen Männer entwickeln ein eindeutig weibliches Erscheinungsbild. Sie bekommen Brüste, haben ein weibliches Fettverteilungsmuster und sogar eine teilweise angelegte Scheide. Da sich die Störung bereits im Mutterleib auf die Geschlechtsentwicklung auswirkt, werden die Kinder bei der Geburt zumeist als Mädchen eingestuft.

Das Krankheitsbild der testikulären Feminisierung beweist zwei Dinge. Erstens: Ohne funktionierende Rezeptoren bleiben alle Hormone wirkungslos. Zweitens: Die Natur entwickelt sich in eine eindeutige Richtung. Diese Richtung ist weiblich. Was immer auch behauptet werden mag –, am Anfang war die Frau. Um zu einem Mann zu werden, braucht es die zusätzliche Wirkung von Hormonen. Und diese wichtigen Prozesse laufen bereits im Mutterleib ab.

23

bekannt. In den Wechseljahren sinkt auch die Produktion der Androgene, vor allem in den Eierstöcken. Wenn Sie um die 50 sind, ist Ihr Testosteronspiegel nur noch etwa halb so hoch wie bei einer 30 Jahre alten Frau.

Melatonin – das Biorhythmushormon

Mit Melatonin verlassen wir vorerst das Reich der Geschlechtshormone und wenden uns einem Hormon zu, das bei Männern wie bei Frauen gleiche Funktionen erfüllt. Melatonin ist das Hormon der Zirbeldrüse, eines kleinen, zapfenförmigen Organs, das in unser Zwischenhirn ragt und vor allem biologische Rhythmen steuert. Melatonin ist in erster Linie für den Schlaf-Wach-Rhythmus verantwortlich. Wie sehr der durcheinander kommen kann, weiß jeder, der nach einigen Tagen Amerikaaufenthalt zurückkehrt und dann nachts um zwei hellwach im Bett sitzt, weil ihm seine innere Uhr sagt, dass es eigentlich erst später Nachmittag ist. Denn die Zirbeldrüse braucht zumeist einige Tage, bis sie ihre Melatoninausschüttung dem veränderten Tag-Nacht-Rhythmus wieder angepasst hat. So nimmt es auch nicht Wunder, dass die Einnahme von Melatonin lange Zeit ein Geheimtipp für Piloten, Flugbegleiterinnen und Vielflieger war, welche damit ihren Jetlag bekämpften.

Inzwischen hat auch die Anti-Aging-Medizin das Melatonin entdeckt. Melatonin gehört zu jenen Hormonen, deren Konzentration im Blut mit den Jahren deutlich abnimmt – vermutlich eine der Ursachen für die im höheren Lebensalter zunehmend auftretenden Schlafstörungen. Gleichzeitig gehört Melatonin auch zu den starken körpereigenen Radikalenfängern. Die Absenkung des Energieverbrauches bei gleichzeitiger Hemmung oxidativer Vorgänge im Körper macht Melatonin zu einer vielversprechenden Substanz im Kampf gegen den Alterungsprozess. Derartige Erkenntnisse führten dazu, dass Melatonin neben DHEA zu dem zweiten großen Modehormon wurde, zumal Mäuse bei Gabe von Melatonin tatsächlich länger lebten.

Nun ist bei Weitem nicht alles, was bei der Labormaus funktioniert, auch auf den Menschen übertragbar. Und nicht jede Studie hält einer ernsthaften wissenschaftlichen Überprüfung stand. Diese Einschränkung gilt auch für das »Forever-young«-Hormon Melatonin. Ob wir durch seine Einnahme länger leben, wissen wir noch nicht. Aber wenn es uns gelingt, damit besser zu schlafen, wäre das ja auch schon ein Fortschritt. Insbesondere für Menschen, die unter Schlafstörungen leiden, ist ein Behandlungsversuch mit Melatonin also durchaus sinnvoll.

Hormone sollte man nicht einnehmen, ohne dass ihr Mangel zuvor auch nachgewiesen wurde. Dies gilt selbstverständlich auch für das Melatonin. Allerdings ist dessen Bestimmung im Blut wesentlich schwieriger als dies z. B. beim DHEA der Fall ist. Die Melatoninausschüttung unterliegt nämlich starken tageszeitlichen Schwankungen. Durch Lichteinfluss wird sie ebenfalls vermindert. Um wirklich aussagekräftige Werte zu bekommen, müsste daher die Blutabnahme am besten um zwei Uhr morgens in einem möglichst abgedunkelten Labor erfolgen – ein praktisch kaum lösbares Problem. Ein Kompromiss besteht im Nachweis des Melatonins im 24-Stunden-Sammelurin. Dabei lässt sich zumindest herausfinden, ob die Melatoninausschüttung insgesamt vermindert ist. Aussagen über die ebenfalls wichtigen tageszeitlichen Schwankungen erlaubt der Sammelurin jedoch nicht. Diese lassen sich jedoch durch die Bestimmung von Melatonin im Speichel nachweisen. Die von unterschiedlichen Labors angebotenen Speichelbestimmungen sind durchaus nicht für alle Hormone sinnvoll. Immer dann jedoch, wenn starke tageszeitliche Schwankungen vorliegen und die Bestimmung zu einem konkreten Zeitpunkt erfolgen sollte, bieten sie eine gute Alternative zur Blutabnahme. Ein Kaugummi kann man problemlos in den eigenen vier Wänden einspeicheln. Und zwar zu jeder Zeit, notfalls auch morgens um zwei.

GUT ZU WISSEN

Chronobiologie – im Einklang mit der inneren Uhr

Melatonin ist diejenige Substanz, die im Wesentlichen unsere inneren Rhythmen vorgibt. Nahezu alle Körperfunktionen unterliegen tageszeitlichen Schwankungen – und das meiste davon ist hormonell gesteuert. Morgens zwischen drei und vier Uhr ist unser Blutdruck am niedrigsten. Das macht diese Stunden nicht unbedingt zur besten Zeit, um Arbeiten zu verrichten, die eine hohe Konzentration erfordern. Am späten Nachmittag dagegen steigt unsere Körpertemperatur an. Wer körperliche Höchstleistungen erbringen will, tut dies am besten jetzt. Die meisten Medikamente, die wir einnehmen, berücksichtigen diese tageszeitlichen Schwankungen allerdings nicht. Sie geben rund um die Uhr die gleiche Menge an Wirkstoff ab. Das hat mitunter fatale Folgen. Präparate, die uns tagsüber auf Trab bringen sollen, rauben uns nachts den Schlaf. Diejenigen, die eigentlich für einen erholsamen Schlaf zuständig sind, machen uns tagsüber müde. Mit der Frage, wie wir die richtigen Medikamente optimal auf unseren Biorhythmus abstimmen, befasst sich die Chronobiologie. Dieser neue Wissenschaftszweig untersucht nicht nur die unterschiedlichen Rhythmen unseres Körpers. Er entwickelt auch pharmakologische Präparate, die ihre Wirksubstanz gezielt dann freisetzen, wenn der Körper sie benötigt. Denn wenn es um Hormone geht, lautet der Grundsatz: Das richtige Hormon für den richtigen Zweck in der richtigen Dosierung – und das möglichst auch zum richtigen Zeitpunkt.

Schwierigkeiten mit dem Melatonin gibt es jedoch nicht nur bei der Diagnostik. Auch bei der Verabreichung des Hormons stellt sich ein Problem. Melatonin wird nämlich sehr schnell abgebaut. Und was nutzt ein Einschlafmittel, das bereits nicht mehr wirkt, bevor man eingeschlafen ist? Eine Lösung des Problems bieten sogenannte Retardpräparate (z.B. das Melachron®), die den Wirkstoff verzögert freisetzen und damit die normalen Serumspiegel wesentlich besser nachahmen als die handelsüblichen Präparate.

Zu beachten ist jedoch Folgendes: Kein lebendes Wesen kann immerzu nur Höchstleistungen erbringen. Unsere Biorhythmen erfordern zwingend auch Perioden der Erholung. Wer seine Akkus nicht gelegentlich auch wieder auflädt, der erlebt irgendwann den Totalzusammenbruch. Diese simple Wahrheit berücksichtigt die Natur schon lange. Mit dem Melatonin hat sie ein Hormon geschaffen, das den Wechsel von Aktivität und Ruhe optimal synchronisiert. Und das darüber hinaus dafür sorgt, dass wir uns in unseren Ruhephasen umfassend regenerieren. Das ist nicht zuletzt auch für diejenigen von Bedeutung, die hauptsächlich auf Leistung programmiert sind. Auf Dauer nämlich arbeitet niemand effektiver als derjenige, dem es wirklich gelingt, sich auch effektiv zu erholen.

Oxytocin – das Kuschel- und Sympathiehormon

Sexualität ist wichtig, wird aber gelegentlich auch überbewertet. In einer glücklichen Beziehung geht es schließlich nicht nur um Verlangen, Sex und Fortpflanzungsgebaren. Es geht auch um Zärtlichkeit, Vertrauen, Harmonie und langfristige Bindung. Gibt es auch dafür ein Hormon?

Die Frage würden wir natürlich so nicht stellen, wenn es dieses Hormon nicht gäbe. Der Botenstoff der Partnerbindung heißt Oxytocin und ist bereits seit Langem bekannt – allerdings in einer anderen Funktion. Oxytocin galt über Jahrzehnte hinweg als das »Hormon des Gebärens«. Es löst an der Gebärmutter die Wehen aus und presst in der Brust die Muttermilch in die Ausführungsgänge. In hohen Mengen wird es ausgeschüttet, wenn das Baby an der Mutterbrust saugt. Dabei spielt es offensichtlich eine entscheidende Rolle für die Mutter-Kind-Bindung. Eine engere Bindung als zwischen einer stillenden Mutter und ihrem Neugeborenen ist ja auch in der Tat kaum vorstellbar. Diese Momente werden hormonell vom Oxytocin gesteuert.

Aber auch andere. Und dies ist die Erkenntnis der letzten Jahre. Oxytocin wird in hohen Konzentrationen auch während des weiblichen Orgasmus ausgeschüttet. Die körperlichen Reaktionen weisen bereits darauf hin – rhythmische Kontraktionen im Unterleib und aufgerichtete Brustwarzen sind ein typisches Zeichen der Oxytocinwirkung. Je mehr Oxytocin, desto heftiger der Orgasmus – und umso stärker das anschließende Gefühl der Bindung an denjenigen, mit dem man diesen Orgasmus erlebt hat. Ein Gefühl, das idealerweise auch noch dann anhält, wenn die akute sexuelle Erregung verflogen ist und ein Gefühl der Vertrautheit und der Zusammengehörigkeit entsteht. Oxytocin ist also das Kuschelhormon der Natur – zuständig sowohl für die Mutter-Kind- als auch für die Paarbindung. Wenn das nicht romantisch ist.

Schilddrüsenhormone – die Rundum-Powerpakete

Wenn zu Botenstoffen die wörtliche Übersetzung des Begriffs Hormon, nämlich »Antreiber«, besonders gut passt, dann sind das die Schilddrüsenhormone. Ein Leben lang schüttet die kleine, schmetterlingsförmige Drüse am Hals den Stoff aus, der den Organismus rundum auf Touren bringt: Die Schilddrüsenhormone Thyroxin (T4) und Trijodthyronin (T3) erhöhen den Grundumsatz des Körpers, sie steigern die Sauerstoffaufnahme und beschleunigen den Herzschlag, erhöhen die Wärmeproduktion und damit die Körpertemperatur, kurbeln den Zucker- und Fettstoffwechsel an, steigern den Knochenstoffwechsel und die Darmtätigkeit – also alles in allem das perfekte Hormon zum Powern und zum Abnehmen? Das klingt zwar verlockend, ist aber alles andere als eine gute Idee. Denn ein Übermaß an Schilddrüsenhormon, das als Krankheitsbild Hyperthyreose heißt und durch Veränderungen an der Schilddrüse hervorgerufen werden kann, ist eine ernste und bedrohliche Erkrankung. Rhythmusstörungen des Herzens, stark erhöhter Puls, Fieber, Durchfälle, Schwitzen, Zittern – all das sind Folgen überhöhter Schilddrüsenhormonspiegel. Umgekehrt muss natürlich auch ein Mangel an diesen lebenswichtigen Hormonen behandelt werden.

Da die Schilddrüse zur Herstellung ihrer Hormone unbedingt auf Jod angewiesen ist, kann man selbst einiges dafür tun, um der Drüse die Arbeit zu erleichtern (und sie in ihren normalen Dimensionen zu halten, denn bei Jodmangel neigt sie zur Vergrößerung). In Mitteleuropa nehmen wir im Durchschnitt nur halb so viel Jodid auf, wie die Schilddrüse für ihre tägliche Arbeit benötigt. Das liegt am niedrigen Jodgehalt der Böden und des Trinkwassers und am geringen Fischverzehr, denn Jodid ist in größeren Mengen eigentlich nur in Seefisch enthalten. Um auf die täglich nötigen 200 Mikrogramm Jodid zu kommen – im Durchschnitt nehmen wir nur 100 Mikrogramm auf –, müsste man also entweder fast täglich Fisch essen, oder man greift auf jodiertes Speisesalz zurück. Das ist dringend zu empfehlen.

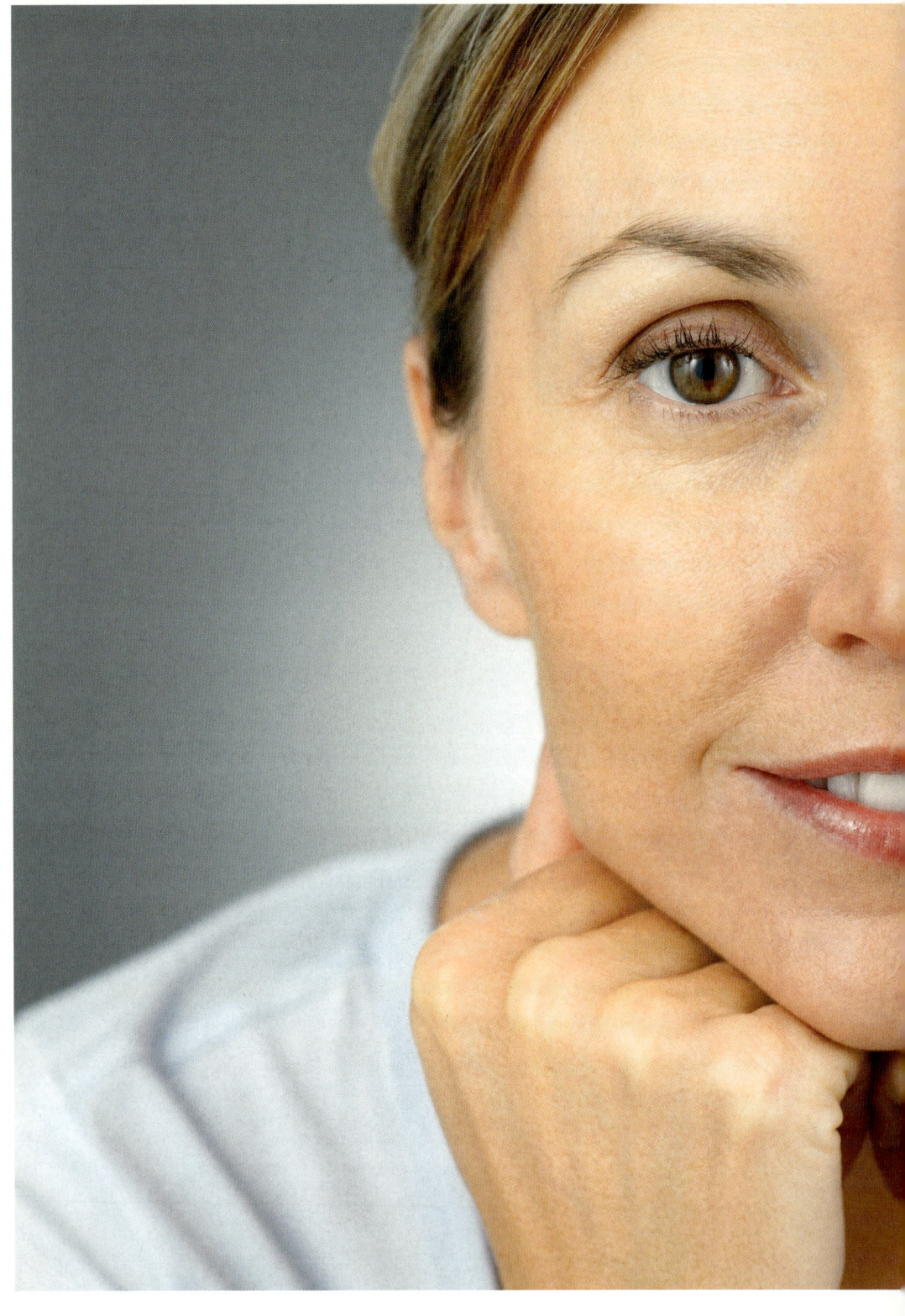

Mein Hormon-Check

Schlafstörungen, Hitzewallungen oder
Gewichtszunahme – mit diesen oder
ähnlichen Beschwerden kommen Sie
zu Ihrem Arzt. Ist es jetzt angezeigt,
einen Hormonstatus zu bestimmen?
Fragebögen helfen Ihnen bei der
Selbsteinschätzung.

Was kann die Hormon-Diagnostik?

Allein aus dem Wissen über die vorhandene Menge eines Hormons lassen sich oft noch keine Rückschlüsse auf einen Zusammenhang mit einer Beschwerde ziehen. Die Wirkung der Hormone wird von vielen Faktoren beeinflusst, z.B. der Zahl der Rezeptoren, den Transportmitteln und der Verteilung im Körper.

Einige kritische Vorbemerkungen

Wie Hormone freigesetzt werden, wissen Sie schon aus dem Beginn dieses Buches. Aber wie erzielen sie eigentlich ihre Wirkung? Im Wesentlichen dadurch, dass sie an Rezeptoren (siehe S.15) binden, welche sich an der Zelloberfläche befinden. Für diesen Mechanismus wird immer wieder das Bild vom Schlüssel und dem Schloss bemüht. Nur wenn der Schlüssel (das Hormon) auch in das richtige Schloss (den entsprechenden Rezeptor) passt, öffnet sich das Tor (der Zugang zur Zelle) und das Hormon kann seine Wirkung entfalten. Diese Beschreibung ist zwar anschaulich, hat aber leider einen Haken: das Bild, das damit vermittelt wird, ist zu mechanisch. Normalerweise hat ja eine Tür nur ein Schloss. Eine Zelle aber hat viele Rezeptoren und diese verändern ihre Anzahl fortwährend. Die gleiche Menge an Hormon kann sehr unterschiedliche Wirkungen an einer Zelle entfalten, je nachdem, wie dicht diese Zelle mit Rezeptoren besetzt ist und wie empfindlich diese auf das Hormon reagieren.

Was heißt nun dies für die Praxis der Hormonbestimmung? Die Konzentration von Hormonen lässt sich in vielen Fällen im Blut messen – die Menge von Rezeptoren an einer Zelle oder in einem Gewebe dagegen nicht. Daraus folgt: Auch scheinbar normale Blutspiegel von Hormonen können unzureichende oder überschießende Wirkungen haben, je nachdem, wie dicht das Zielorgan mit Rezeptoren besetzt ist.

Shuttle-Service für Hormone

Noch ein weiterer Aspekt bedarf der Erwähnung, wenn es um die Wirksamkeit von Hormonen geht. Viele Hormone – und das gilt insbesondere für die Geschlechtshormone – nutzen für ihre Reise durch die Blutbahn spezielle Vehikel als Transportmittel, zumeist Proteine. Dieser »Shuttle-Service« hat durchaus seinen Sinn. Huckepack auf ihren Transportproteinen sind die Hormone gegen manche Gefahren auf ihrer Reise besser geschützt – zum Beispiel gegen

Angriffe von eiweißabbauenden Enzymen. Gebunden an ihr Transportprotein entfalten die Hormone allerdings ihre Wirkung nicht. Dies können sie nur in freier Form, also losgelöst von ihrem Shuttleprotein.

Auch diese Tatsache hat für die Praxis erhebliche Konsequenzen. Wenn wir ein Hormon im Blut messen, wollen wir natürlich etwas über die Konzentration seiner wirksamen Form wissen. Je mehr Bindungsproteine allerdings vorliegen, umso weniger freies und damit wirksames Hormon steht zur Verfügung. Dies ist besonders bei der Messung von männlichen Geschlechtshormonen (auch bei der Frau) zu beachten, da diese in einem ganz besonders hohen Maße an Transportproteine binden. Die Messung des Gesamttestosterons im Blut sagt also relativ wenig über dessen Wirkung, solange man nicht gleichzeitig die Transportproteine mitmisst. Nur dies erlaubt eine realistische Einschätzung des biologisch wirksamen »freien Testosterons«. In abgeschwächter Form gilt dies auch für die Östrogene.

Was man messen kann – und was nicht

Warum sollte man das alles wissen? Nun, zum Beispiel, um den im Labor gemessenen Hormonwerten nicht mehr ganz so vorbehaltlos zu vertrauen, wie es nicht zuletzt auch manche Ärzte immer noch tun. Denn der gemessene Wert erlaubt eben nicht immer eine wirklich klare Aussage über die hormonelle Situation. Hier müssen weitere Faktoren gesehen werden.

Hormone werden im Blut bestimmt. Ein Hormonstatus sagt also zunächst einmal aus, welche Konzentration des entsprechenden Hormons im Blut vorliegt –, und zwar zum Zeitpunkt der Blutabnahme. Nun schwankt aber die Konzentration von Geschlechtshormonen beträchtlich – bei der Frau zum Beispiel in Abhängigkeit von ihrer Zyklusphase. Darüber hinaus gibt es auch tageszeitliche Schwankungen. Dies ist zum Beispiel bei den Androgenwerten des Mannes von großer Bedeutung.

Zum anderen sind Blutspiegel keine Gewebespiegel. In unterschiedlichen Geweben können sich Hormone ganz unterschiedlich anreichern. Und wie empfindlich diese dann auf die Hormone reagieren, hängt nicht zuletzt davon ab, wie dicht das Gewebe mit Rezeptoren besetzt ist – eine Einflussgröße, die kaum messbar ist. Und schließlich ist noch zu berücksichtigen, ob das Hormon in freier und damit biologisch wirksamer Form vorliegt, oder ob es an ein Transportprotein gebunden ist.

Der Mensch im Mittelpunkt

Dies alles soll nicht dazu dienen, Laboruntersuchungen schlechtzureden. Sie sind in vielen Fällen hilfreich, in manchen sogar unerlässlich. Wovor man sich jedoch hüten sollte: Eine Diagnose allein auf den gemessenen Werten aufzubauen. Allzu häufig kommen in die Sprechstunde Patientinnen mit eindeutig hormonell bedingten Beschwerden, die zwischen Ratlosigkeit und Verzweiflung schwanken, weil die bei ihnen gemessenen Hormon-

31

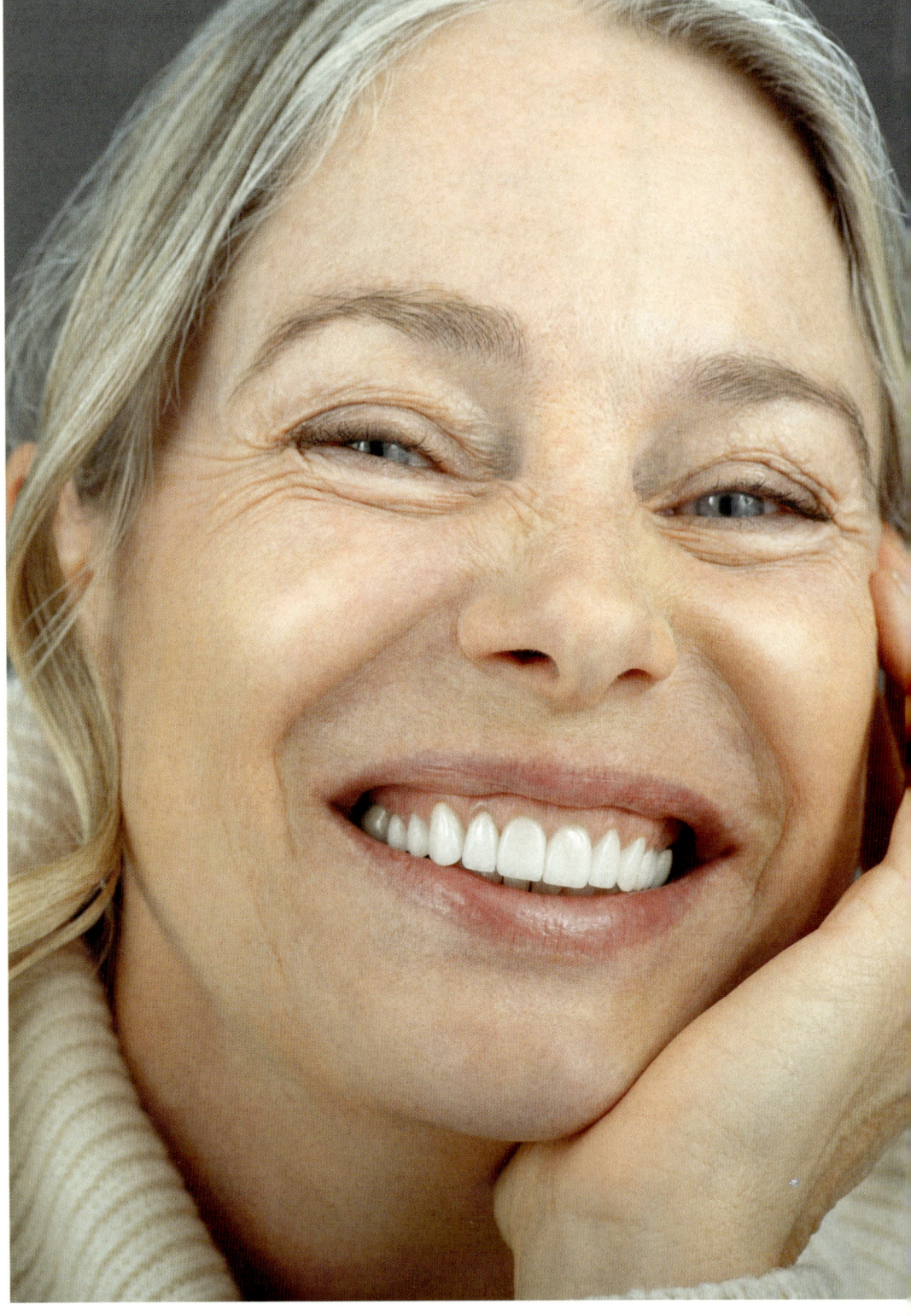

werte angeblich alle »normal« seien. In vielen Fällen stellt sich dann heraus, dass entweder doch nicht alle relevanten Werte bestimmt wurden, dass die Abnahme zum falschen Zeitpunkt erfolgte oder auch einfach die Interpretation der Werte nicht richtig war.

Umgekehrt werden Frauen gelegentlich völlig unnötig in Aufregung versetzt, weil ihre Hormonwerte angeblich krankhaft seien. So präsentierte mir etwa eine erst 30-jährige Patientin zutiefst schockiert einen Hormonstatus, aus dem hervorging, dass sie in ihren jungen Jahren schon keine Östrogene mehr produziere. Die Lösung des Problems: Die Patientin nahm eine Antibabypille. Dadurch werden die körpereigenen Hormone unterdrückt, da sie von dem Pillenöstrogen ersetzt werden. Der Hormonstatus zeigt bei Pillenanwenderinnen also immer niedrige Östrogenwerte. Eine derartige Interpretation liefert der computergesteuerte Laborausdruck natürlich nicht mit. Das sollte dann schon der Arzt wissen.

GUT ZU WISSEN

Der Weg zur richtigen Diagnose

Laboruntersuchungen von Hormonwerten sind nützlich, wenn sie richtig ausgewählt und korrekt interpretiert werden. Vor allem aber sind sie ein Hilfsmittel zur Diagnosestellung. Sie sind aber nicht die Diagnose selbst. Wie bei jeder ärztlichen Konsultation, so steht auch am Anfang einer Hormonsprechstunde zunächst einmal das ausführliche ärztliche Gespräch (die Anamnese), gefolgt von der Untersuchung. Erst dann sollte darüber entschieden werden, welche Hormone bestimmt werden müssen. Und erst wenn dieses Ergebnis vorliegt, wird anhand des Gesamtbefundes beraten und entschieden, ob gegebenenfalls eine hormonelle Therapie notwendig ist. Vertrauen Sie Ihrem Arzt.

Beschwerden – was deutet auf eine Hormondysbalance hin?

Nach diesen vielen Vorbemerkungen sind Sie informiert genug, um die Ergebnisse einer Hormonbestimmung kritisch zu bewerten. Nun können wir uns dem Nutzen der Hormonbestimmung zuwenden. In den vorausgegangenen Kapiteln haben Sie schon viel über die zahlreichen und sehr vielfältigen Wirkungen von Hormonen erfahren. Diese Vielfalt erklärt, warum es keine typischen Anzeichen gibt, die etwa alle Hormondysbalancen gemeinsam hätten. So unterschiedlich wie die Wirkungen der einzelnen Hormone im Körper sind auch die Symptome, die der Mangel oder der Überschuss eines bestimmten Hormons hervorrufen kann.

Allerdings lassen sich zumindest für die Geschlechtshormone Lebensphasen identifizieren, in denen das Risiko einer hormonellen Dysbalance stark erhöht ist: die Pubertät und die Wechseljahre. Auch der Zyklus mit seinen natürlichen und notwendigen Hormonschwankungen ist häufiger Ausgangspunkt für hormonelle Probleme. Wenn Sie also Beschwerden haben, die in regelmäßigen Abständen immer in der gleichen Zyklusphase auftreten, oder wenn Ihr Alter auf beginnende Wechseljahre hindeutet, dann liegt der Verdacht einer hormonellen Störung nahe, und eine Bestimmung der Blutspiegel der infrage kommenden Hormone kann sinnvoll sein.

Das darf jedoch nicht bedeuten, dass Sie nun nur auf die Hormone setzen und auf jede andere Abklärung Ihrer Beschwerden verzichten. Wenn Sie sich schlapp fühlen, können Sie an einer Unterfunktion der Schilddrüse leiden, aber auch herzkrank

sein oder eine Blutkrankheit entwickeln. Wenn Sie an depressiven Verstimmungen leiden, kann das mit den Wechseljahren zusammenhängen – aber Sie können auch gleichzeitig eine endogene Depression »ausbrüten«. Erstens kann man die Hormone (oder wahlweise die Wechseljahre) nicht für alles verantwortlich machen, und zweitens gilt auch hier der alte Medizinerspruch: »Man kann Läuse und Flöhe gleichzeitig haben!«

Da Hormone eine Vielzahl von Vorgängen im Körper beeinflussen, kann man in den seltensten Fällen einem Hormon eine einzige Wirkung exklusiv zuordnen. Umgekehrt gibt es auch keine einzige Beschwerde, die ausschließlich durch den Mangel oder Überschuss eines einzelnen Hormons hervorgerufen wird. Die nachfolgende Tabelle kann daher nur als grobe Orientierung dienen, in welcher Richtung man diagnostisch suchen könnte. Letztlich entscheidet Ihr Arzt anhand des Gesamtbildes Ihrer Beschwerden, Ihres Gesundheitszustandes und Ihrer eventuell bereits bestehenden sonstigen Erkrankungen, ob eine Hormonbestimmung sinnvoll ist.

Zu viel – zu wenig eines Hormons – wie macht sich das bemerkbar?

Beschwerden	mögliche hormonell bedingte Diagnose(n)	(mit-)verantwortliches Hormon
Periodenblutung bleibt aus ohne Schwangerschaft	hormonell bedingtes Ausbleiben der Regelblutung (Amenorrhoe)	Prolaktin (Überschuss), Östrogen (Mangel)
Hitzewallungen	Wechseljahre	Östrogen (Mangel)
Trockenheit und Faltenbildung der Haut	Wechseljahre	Östrogen (Mangel)
trockene Scheide	Wechseljahre	Östrogen (Mangel)
Harnträufeln, Inkontinenz	Wechseljahre	Östrogen (Mangel)
Schlafstörungen	Wechseljahre Melatoninmangel	Östrogen/Serotonin (Mangel), Melatonin (Mangel)
sexuelle Unlust	Androgen- oder Gestagenmangel	Androgene (Mangel), Progesteron (Mangel) DHEA
Antriebslosigkeit	Schilddrüsenunterfunktion, Mangel an männlichen Geschlechtshormonen	Thyroxin, T3 (Mangel), Androgene (Mangel) DHEA
Gewichtszunahme	Wechseljahre Schilddrüsenunterfunktion metabolisches Syndrom/ Diabetes	Östrogen (Mangel), Thyroxin, T3 (Mangel), Insulin (Überschuss)
Herzklopfen, Zittern	Schilddrüsenüberfunktion	Thyroxin, T3 (Überschuss)
vermehrtes Schwitzen, aber keine typischen Hitzewallungen	Schilddrüsenüberfunktion	Thyroxin, T3 (Überschuss)
verstärkte Körperbehaarung	männliches Verteilungsmuster der Haare (Hirsutismus) Hyperandrogenämie	Androgene (Überschuss)
unregelmäßige Blutungen, fettige Haut, verstärkte Körperbehaarung, Gewichtszunahme	Syndrom der polyzystischen Ovarien (PCO) (siehe S. 52)	Androgene (Überschuss), plus Insulin (Überschuss)
Abnahme der Körpergröße	Osteoporose	Östrogen (Mangel)

Der (einfache) Weg zur Diagnose

Ist eine Bestimmung des Hormonstatus immer angezeigt? Oft reichen bereits die Symptome aus, um eine Diagnose zu stellen und eine Therapie einzuleiten. Vor dem Arztbesuch ist es daher sinnvoll, sich anhand von ein paar Fragen Gedanken über den eigenen Körper zu machen.

Schätzen Sie sich selber ein

Die beiden häufigsten Beschwerdebilder mit hormoneller Ursache sind bei Frauen das Prämenstruelle Syndrom (PMS) und die Wechseljahresbeschwerden. Um Ihnen die Einschätzung zu erleichtern, ob Sie von einem der beiden Symptomenkomplexe betroffen sind, finden Sie nachfolgend zwei Fragebögen.

Wann ist ein Hormontest sinnvoll?

Wann sollte überhaupt ein Hormontest durchgeführt werden? Sie werden anhand der Fragebogen sehen, dass sich viele typische Hormonstörungen schon anhand der Kombination bestimmter Symptome recht eindeutig erkennen lassen. In der Regel wird in diesen Fällen keine Hormonbestimmung vorgenommen, sondern aufgrund Ihrer Angaben zu den Beschwerden die Diagnose gestellt und die Therapie eingeleitet. Das ist z. B. bei Wechseljahresbeschwerden absolut ausreichend. Ähnlich sieht es beim PMS aus, bei dem zudem die hormonelle Situation der betroffenen Frauen sehr uneinheitlich ist. Eine Hormonbestimmung führt daher meist nicht weiter.

Anders ist die Situation z. B. bei Zyklusstörungen. Für Blutungen gibt es viele verschiedene Ursachen, die von organischen Krankheiten wie gutartigen und bösartigen Geschwülsten der Gebärmutter bis zu verschiedenen hormonalen Störungen reichen. Neben der gynäkologischen Untersuchung sind bei Zyklusstörungen daher sehr häufig Hormontests notwendig. Das Gleiche gilt bei Verdacht auf eine Schilddrüsenüber- oder -unterfunktion. Hier müssen zwingend die Schilddrüsenhormone bestimmt werden, um die Diagnose zu sichern. Da die Produktion der Schilddrüsenhormone sehr fein von der Hypophyse gesteuert wird, reicht häufig die Testung des TSH (schilddrüsenstimulierenden Hormons) als erster Schritt aus.

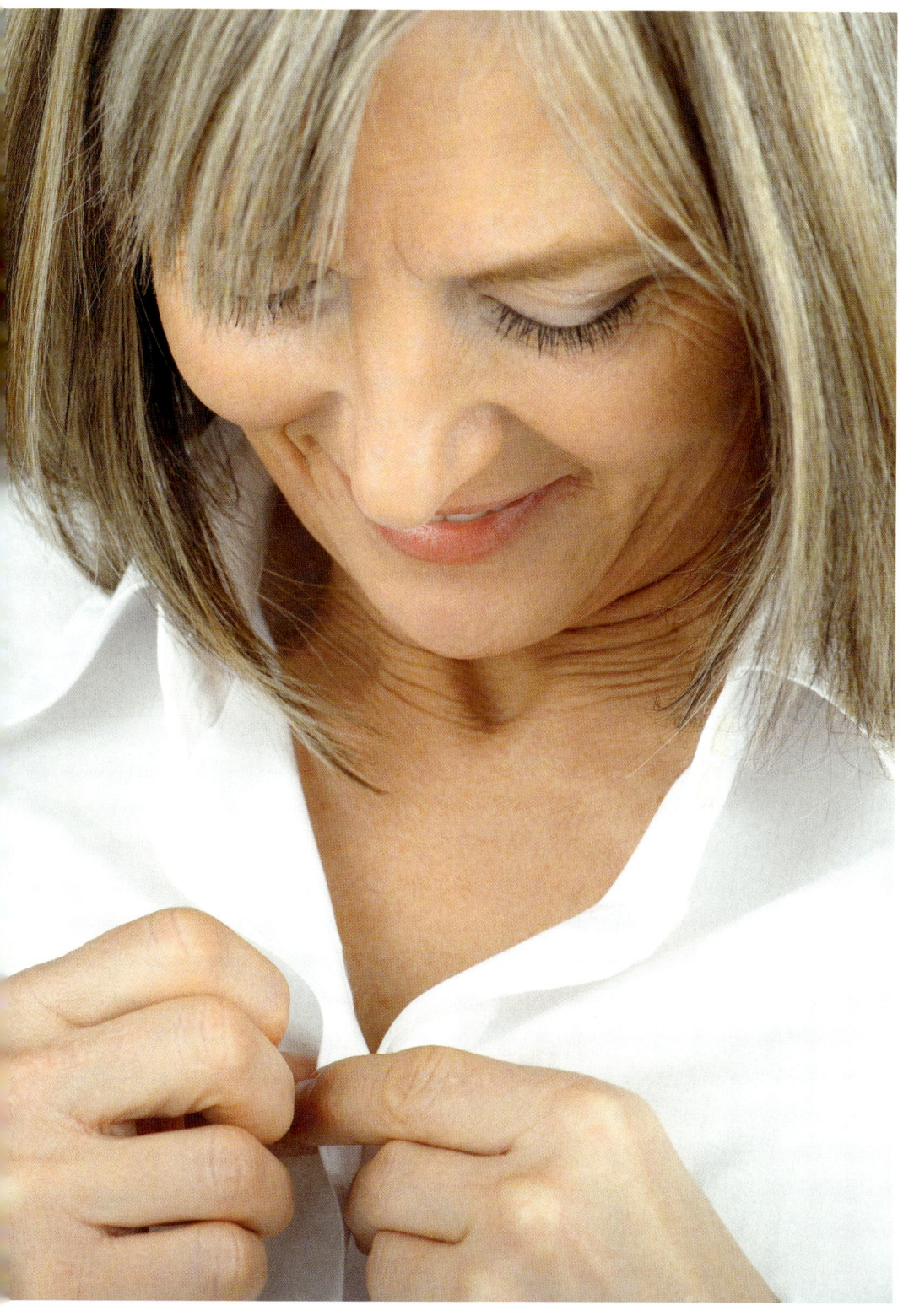

Leiden Sie unter dem Prämenstruellen Syndrom (PMS)?

Bitte berücksichtigen Sie in diesem Fragebogen nur die Beschwerden, die bei Ihnen an den Tagen vor der Periode auftreten. Kreuzen Sie die Punkte an, die auf Sie zutreffen.

	Ja	Nein
1. Haben Sie in den letzten Wochen 2 oder mehr kg zugenommen?	☐	☐
2. Fühlen Sie sich so ungeschickt, dass Sie große Schwierigkeiten haben, z. B. Küchen- oder Gartengeräte zu benutzen oder Auto zu fahren?	☐	☐
3. Ärgern Sie sich stärker als gewöhnlich?	☐	☐
4. Wollen Sie lieber allein gelassen werden und vermeiden gemeinsame Familienaktivitäten?	☐	☐
5. Zweifeln Sie an der Richtigkeit von Entscheidungen oder neigen Sie zu übereilten Entscheidungen?	☐	☐
6. Sind Sie weniger leistungsfähig?	☐	☐
7. Fühlen Sie innere Spannung und Unruhe?	☐	☐
8. Haben Sie eine deutliche Änderung in Ihren sexuellen Gewohnheiten oder sexuellem Verlangen gespürt?	☐	☐
9. Sind Ihre gegenwärtigen körperlichen Beschwerden, z. B. Schmerzen oder Unwohlsein, so stark, dass Ihre Leistungsfähigkeit stark eingeschränkt ist?	☐	☐
10. Haben Sie das Gefühl, sich überhaupt nicht mehr entspannen zu können?	☐	☐
11. Haben Sie das Gefühl, verwirrt zu sein?	☐	☐
12. Sind Ihre Brüste schmerzhaft oder berührungsempfindlich?	☐	☐
13. Haben Sie Heißhunger auf Süßigkeiten oder salzige Lebensmittel?	☐	☐
14. Schreien Sie Familienangehörige, Freundinnen, Kollegen häufiger als gewöhnlich an? Neigen Sie zu Kurzschlusshandlungen?	☐	☐

	Ja	Nein
15. Sind Sie überwiegend traurig, niedergeschlagen oder hoffnungslos?	☐	☐
16. Fühlen Sie sich vergesslicher oder unkonzentrierter als sonst?	☐	☐
17. Sind Ihnen bei der Hausarbeit oder beruflichen Tätigkeit vermehrt Ungeschicklichkeiten passiert (z. B. in den Finger geschnitten, Geschirr zerbrochen)?	☐	☐
18. Haben Sie eine deutliche Schwellung der Brüste und/oder der Knöchel und/oder einen aufgeblähten Bauch bemerkt?	☐	☐
19. Wechselt Ihre Stimmung plötzlich ohne ersichtlichen Grund?	☐	☐
20. Glauben Sie, dass auch andere Ihr unruhiges Verhalten bemerken?	☐	☐
21. Neigen Sie dazu, mehr als gewöhnlich und zu ungewöhnlichen Zeiten zu essen?	☐	☐
22. Sind Sie rascher erschöpft als gewöhnlich?	☐	☐
23. Ist Ihre Handschrift verändert (weniger gleichmäßig als sonst?)	☐	☐
24. Wollten Sie Ihre besten Freundinnen anrufen oder besuchen und haben Sie das aufgeschoben?	☐	☐

Summe Ihrer JA-Antworten: _____

Auswertung:

Wenn Sie alle Fragen beantwortet haben, zählen Sie die Anzahl aller JA-Antworten zusammen.

Sie haben weniger als 10 Fragen mit »Ja« beantwortet:

Freuen Sie sich. Sie gehören nicht zu den 30 Prozent der Frauen, die jeden Monat zwischen Eisprung und Menstruation an PMS leiden. Auch wenn Sie gelegentlich einige dieser Symptome an sich beobachten, geht es Ihnen wie den meisten Frauen: Ihre Hormonproduktion ist kurz aus dem Takt, fängt sich aber von alleine wieder. Dann verschwinden auch die Symptome.

Sie haben mehr als 10 Fragen mit »Ja« beantwortet:

Sie bemerken bei sich – regelmäßig wiederkehrend an den Tagen vor Beginn der Periode – einige körperliche und seelische Beschwerden, die vermutlich dem Symptomenkomplex PMS (Prämenstruelles Syndrom) zuzuordnen sind. Sie müssen sich aber keine Sorgen machen, denn Ihnen kann geholfen werden. Lassen Sie sich beraten!

Mit freundlicher Genehmigung der Firma ASCONEX, 65606 Villmar, www.asconex.de

Leiden Sie unter Wechsel-jahresbeschwerden?

Bitte kreuzen Sie in dem Fragebogen jeweils die für Sie zutreffende Aussage an!

A. Stärke der Beschwerden

Ich leide unter ...	leicht	mittel	stark	sehr stark
Hitzewallungen, Schwitzen (aufsteigende Hitze, Schweißausbrüche)	☐	☐	☐	☐
Herzbeschwerden (Herzklopfen, Herzrasen, Herzstolpern, Herzbeklemmungen)	☐	☐	☐	☐
Schlafstörungen (Einschlaf- oder Durchschlafprobleme)	☐	☐	☐	☐
Gelenk- und Muskelbeschwerden (Gelenkschmerzen, rheumaähnliche Beschwerden)	☐	☐	☐	☐
depressiven Verstimmungen (Mutlosigkeit, Traurigkeit, Weinerlichkeit, Antriebslosigkeit, Stimmungsschwankungen)	☐	☐	☐	☐
Reizbarkeit (Nervosität, innere Anspannung, Aggressivität)	☐	☐	☐	☐
Ängstlichkeit (innere Unruhe, Panik)	☐	☐	☐	☐
körperlicher und geistiger Erschöpfung (Minderung der Leistungsfähigkeit, der Gedächtnisleistung, Konzentrationsschwäche, Vergesslichkeit)	☐	☐	☐	☐
Sexualprobleme (Veränderung des sexuellen Verlangens, der sexuellen Betätigung und Befriedigung)	☐	☐	☐	☐
Harnwegsbeschwerden (Beschwerden beim Wasserlassen, häufiger Harndrang, unwillkürlicher Harnabgang, Harnwegsinfektionen)	☐	☐	☐	☐
Trockenheit der Scheide (Trockenheitsgefühl oder Brennen der Scheide, Beschwerden beim Geschlechtsverkehr)	☐	☐	☐	☐
Brustspannen/-schmerzen	☐	☐	☐	☐

B. Folgende Erkrankungen sind/waren bei mir bekannt:

Bluthochdruck ☐

Zuckerkrankheit (Diabetes mellitus) ☐

erhöhte Fettwerte im Blut (Hypertriglyzeridämie, Hypercholesterinämie) ☐

Lebererkrankung ☐

Migräne ☐

Osteoporose ☐

Herzinfarkt ☐

Schlaganfall ☐

Bildung eines Blutgerinnsels (Thrombose, Embolie) ☐

Brustkrebs ☐

Gebärmutterkrebs ☐

andere Krebserkrankungen (wenn ja, welche?) ☐

C. Sind die folgenden Erkrankungen in Ihrer Familie aufgetreten?

Brustkrebs ☐

Osteoporose ☐

D. Zu den Lebensumständen

	Ja	Nein
Rauchen	☐	☐
Ich gehe regelmäßig zur Vorsorgeuntersuchung	☐	☐

Meine Wünsche/so soll meine Therapie aussehen:

Nehmen Sie diesen Fragebogen als Grundlage für ein Gespräch mit Ihrem Frauenarzt!

Mit freundlicher Genehmigung des Berufsverbands der Frauenärzte e.V.

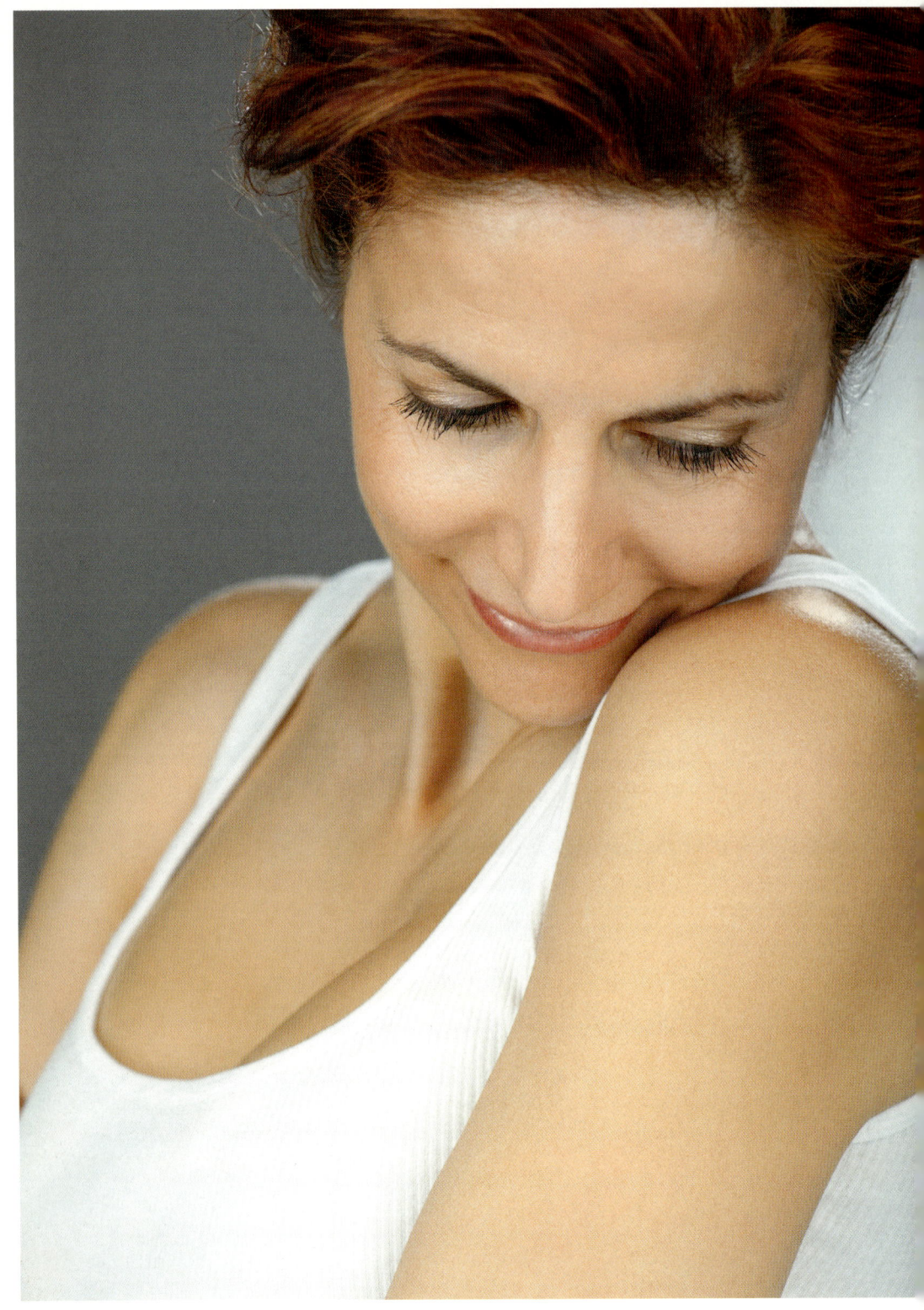

Zyklusstörungen, Stimmungsschwankungen, Gewichtszunahme – wenn Hormone Probleme machen

Das Zusammenspiel der Hormone im Körper ist ein fein abgestimmter Prozess. Gerät die hormonelle Balance aus dem Gleichgewicht, so können die verschiedensten störenden Symptome auftreten. So vielfältig wie die Symptome sind auch die Maßnahmen, die helfen.

Auf was Frauen achten sollten

Etwa alle vier Wochen erleben Frauen ihre »Regel«. Kommt es nicht zu einer Schwangerschaft, so wird die in der Gebärmutter aufgebaute Schleimhaut abgestoßen. Bei vielen Frauen läuft dieser Prozess mehr oder weniger regelmäßig und ohne auffällige Beschwerden ab. Treten jedoch Unregelmäßigkeiten auf oder häufen sich vor oder während der Blutung die Beschwerden, so können de Hormone daran Schuld sein.

Zyklusstörungen – wenn Blutungen zum Problem werden

Monat für Monat wird in der Gebärmutter eine spezielle Schleimhaut, das Endometrium, aufgebaut. Dies geschieht unter dem Einfluss von Östrogenen, die in den Follikelbläschen gebildet werden, in welchen die Eizellen heranreifen. Etwa in der Mitte des Zyklus, also um den 12.–14. Tag (gezählt wird vom 1. Tag der Periodenblutung) erfolgt der Eisprung. Das Follikelbläschen, welches die Eizelle freigesetzt hat, wandelt sich jetzt zum Gelbkörper. Dieser produziert ein weiteres Hormon, das sinnigerweise Gelbkörperhormon oder Progesteron heißt. Kommt es nicht zu einer Schwangerschaft, so sinken die Progesteronspiegel etwa 10–12 Tage nach dem Eisprung ab. Dieses löst 1–2 Tage später die Abstoßung der Schleimhaut aus, und die Menstruationsblutung setzt üblicherweise ein.

Wir halten also fest: Das Ziel des monatlichen Zyklus ist nicht die Periodenblutung, sondern das Herbeiführen einer Schwangerschaft. Die Blutung ist Ausdruck der Tatsache, dass es nicht zu einer Schwangerschaft gekommen ist und der Körper einen neuen Versuch beginnt. Eine darüber hinausgehende biologische Funktion, etwa das Ausscheiden von Abfallprodukten, hat die Menstruationsblutung nicht.

Biologisch gesehen stellt das Ganze einen ziemlichen Aufwand dar. Man kann dies vergleichen mit einem Haus, in dem jeden Monat das Kinderzimmer völlig neu eingerichtet wird. Wurde kein Kind gezeugt, das dort einziehen kann, wird am Monatsende das gesamte Mobiliar hinausgeworfen – nur um sofort wieder erneut mit der Ausstattung des Zimmers zu beginnen.

Die Regel und ihre Ausnahmen

Der Vorgang läuft mit großer Regelmäßigkeit ab, etwa alle vier Wochen. Vielen Frauen gibt die monatlich einsetzende Blutung die beruhigende Gewissheit, dass »alles in Ordnung ist«. Für einen nicht unerheblichen Prozentsatz ist die Blutung aber auch eine Quelle permanenter Sorgen, Schmerzen oder Befindlichkeitsstörungen. Die Blutungen können unregelmäßig sein, zu stark, zu schwach oder schmerzhaft. Nicht zuletzt hat der Zyklus auch häufig Auswirkungen auf die Stimmung. Schauen wir uns im Folgenden einmal an, welche Ursachen derartige Blutungsstörungen haben und was man dagegen tun kann.

Die erste Frage, die es zu klären gilt: Wann ist eine Blutung eigentlich unregelmäßig? Durch die weite Verbreitung der Pille haben wir uns angewöhnt, dass der normale Zyklus genau 28 Tage hat. In der Tat stellt sich bei Pillenanwenderinnen die Blutung mit geradezu mathematischer Präzision ein. Unser innerer Impulsgeber arbeitet nicht ganz so exakt. Hier unterliegt das »Normale« einer großen Variationsbreite. Eine Periode, die regelmäßig alle 24 Tage kommt, ist also genauso normal wie ein Blutungsintervall von 34 Tagen. Unterschiedlich lang ist dabei zumeist die erste Phase, also die Follikelphase. Ist der Eisprung einmal erfolgt, setzt die Blutung ziemlich exakt nach 12–14 Tagen ein.

Noch mehr als die Blutungszeit kann die Blutungsstärke variieren. Menstruationen von 2–3 Tagen sind genauso normal wie solche, die 6–7 Tage dauern. Der durchschnittliche Blutverlust bei einer Menstruation beträgt 40–60 ml. Exakt wie Mediziner nun einmal sind, haben sie als Obergrenze für eine normal starke Blutung 80 ml festgesetzt. Alles, was darüber hinausgeht, führt rasch zu einer Blutarmut.

Die Tatsache, dass man sich mit den 80 ml auf einen exakten Wert für die Menge an Menstruationsblut festgelegt hat, mag auf den ersten Blick die Diagnose erleichtern. Es gibt nur eine Schwierigkeit: Können Sie sagen, wie viele Milliliter Blut Sie bei der letzten Menstruation verloren haben? Wahrscheinlich nicht. Etwas weniger genau, aber dafür praktisch besser umsetzbar ist es daher, sich an den verwendeten Binden oder Tampons zu orientieren. Mehr als 5–6 normal große Tampons oder Binden pro Tag deuten auf einen zu hohen Blutverlust hin.

Die Un-Regelmäßigkeiten

Sowohl unregelmäßige als auch übermäßig starke Blutungen können zwei grundsätzliche Ursachen haben. Entweder liegen organische Veränderungen vor oder es bestehen hormonelle Störungen. Auf jeden Fall empfiehlt es sich, zunächst einmal organische Erkrankungen auszuschließen. Dies können zum Beispiel Tumoren sein, die von der Gebärmutterschleimhaut ausgehen (Polypen), oder auch die recht häufigen Geschwülste der Gebärmuttermuskulatur (Myome). Beide lassen sich durch eine gynäkologische Untersuchung mit einer Ultraschalldarstellung von der Scheide aus (Transvaginalsonografie) leicht erkennen.

Blutungen nach Geschlechtsverkehr erfordern auf jeden Fall eine gynäkologische Untersuchung mit einem entsprechenden Krebsabstrich vom Gebärmutterhals (den Sie natürlich nicht nur bei Auftreten von Blutungen, sondern jährlich im Rahmen der Krebsvorsorge vornehmen lassen sollten). Vorsicht ist auch geboten bei Blutungen, die mehr als ein Jahr nach den Wechseljahren auftreten (sogenannte Postmenopausenblutung). Hier muss gegebenenfalls auch eine Ausschabung erfolgen.

GUT ZU WISSEN

Schmierblutungen – lästig aber behebbar

Ein relativ häufiges Blutungsproblem sind Schmierblutungen, die entweder vor oder nach der Menstruation auftreten. Solche Blutungen sind zwar nicht gefährlich, aber dennoch lästig. Behandeln lassen sie sich relativ einfach mit Östrogen- oder Gestagenpräparaten. Schwieriger zu therapieren sind Blutungen, die jeweils in der Mitte des Zyklus zur Zeit des Eisprungs auftreten. Sie werden erklärt durch einen steilen Abfall des Östradiols nach dem Eisprung.

Monatliche Blutungen – muss das überhaupt sein?

Die Zyklusstabilität unter der Pille und die Verringerung der Blutungsintensität gehören zweifellos zu den »positiven Nebenwirkungen« der Ovulationshemmer. Regelmäßige und schwache Blutungen sind ein Vorteil, den viele Pillenanwenderinnen zu schätzen wissen. Inzwischen stellt sich aber immer mehr eine weitere Frage: Wozu überhaupt Blutungen? Über die Abstoßung der nutzlos gewordenen Schleimhaut hinaus hat die Menstruationsblutung keinerlei biologische Funktion. Frau kann also gut auf sie verzichten. Inzwischen besteht auch die Möglichkeit, dies zu tun. Einige Pillen enthalten spezielle Gestagene, welche die Gebärmutterschleimhaut besonders effektiv unterdrücken. Das wirksamste synthetische Hormon aus dieser Gruppe ist das Dienogest. Es ist zum Beispiel in denn Pillen Valette® und Yasmin® enthalten. Diese Pillen eignen sich besonders gut zur Durchführung von Langzyklen. Anstatt nach 3 Wochen Einnahme eine Pause von 7 Tagen zu machen, während der die Blutung erfolgt, wird dabei die Pille einfach weiter eingenommen. Die monatliche Blutung wird dadurch vermieden. Um sich an die Sache zu gewöhnen, kann man zunächst einige »kurze Langzyklen« von 3 Monaten machen. Danach ist es kein Problem, die Einnahmedauer auf 6 Monate oder sogar auf 1 Jahr auszudehnen. Wie bei jeder Pilleneinnahme können am Anfang gelegentlich leichte Zwischenblutungen auftreten. Das muss nicht irritieren. Nach 2–3 Monaten ist das Problem zumeist behoben, wenn Sie die Pille einfach konsequent weiter einnehmen.

Manche Frauen argumentieren, dass sie die monatliche Blutung als Zeichen brauchen, dass sie auch tatsächlich nicht schwanger geworden sind. Aber dies ist eine Sorge, die zumeist sehr schnell verfliegt. Die Pille ist ein überaus sicheres Verhütungsmittel (solange sie regelmäßig eingenommen wird), und die Langzyklen erhöhen diese Sicherheit sogar noch. Ein weiterer Vorteil der Langzyklen: Beschwerden, die mit den zyklischen Hormonschwankungen einhergehen, werden zumeist deutlich gebessert. Dazu gehören prämenstruelle Symptome ebenso wie die zyklusabhängige Migräne. Und selbstverständlich sind auch schmerzhafte Regelblutungen kein Problem mehr. Keine Blutungen – keine Schmerzen. Zum ersten Mal wird dadurch die Menstruation, die über Jahrtausende hinweg unabdingbares »Frauenschicksal« war, eine Option.

Natürlich gibt es auch viele Frauen, die sich wohl fühlen mit ihrer Monatsblutung, diese gar als wichtigen Teil ihrer Weiblichkeit ansehen. Niemand will daran etwas ändern. Die Möglichkeit, mit Langzyklen die Menstruation zu verhindern, ist lediglich ein Angebot – mehr nicht. Immer mehr Frauen nehmen dieses Angebot jedoch an.

Weniger Blutungen durch Hormonspirale

Eine weitere Möglichkeit, eine sichere Empfängnisverhütung mit einer Reduktion oder gar der Unterdrückung einer Blutung zu verbinden ist das Einlegen einer Mirena®-Spirale. Diese sogenannte Hormonspirale enthält ein kleines Gestagendepot. Dieses Depot gibt kontinuierlich eine geringe Menge eines synthetischen Gelbkörperhormons (Levonorgestrel) an die Gebärmutterschleimhaut ab. Dadurch wird das Wachstum der Schleimhaut un-

terdrückt. Bei 30–40 % aller Anwenderinnen kommt es unter der Hormonspirale zu einer völligen Blutungsfreiheit. Alle anderen Benutzerinnen beobachten zumindest einen deutlichen Rückgang der Blutungsintensität. Nach einer Anfangszeit mit gelegentlichen Zwischenblutungen hat sich zumeist nach spätestens 4–6 Monaten der neue Zyklus eingestellt. Bei Frauen mit starken Blutungen lohnt sich gegebenenfalls auch der Versuch, mit der Mirena®-Spirale dieses Blutungsproblem in den Griff zu bekommen und somit operative Maßnahmen zu vermeiden.

Wenn die Blutung ungewollt ausbleibt

Blutungsfreiheit kann angenehm sein, wenn sie ein beabsichtigter Nebeneffekt der Empfängnisverhütung ist. Das Ausbleiben der Regelblutung (der Fachbegriff dafür lautet Amenorrhö) kann jedoch auch Anlass zur Sorge geben, wenn das Geschehen nicht beabsichtigt ist.

Die erste Frage, die sich jede Frau im gebärfähigen Alter stellen sollte, wenn die Periodenblutung ausbleibt, ist natürlich: Bin ich schwanger? Frauen, die bereits ein Kind ausgetragen haben, spüren zumeist sehr gut, wenn sie erneut schwanger sind. Ein Spannungsgefühl in den Brüsten, morgendliche Übelkeit oder einfach das schwer zu beschreibende Gefühl »schwanger zu sein« verraten es ihnen. Im Zweifelsfall lässt sich der Sachverhalt auch objektiv schnell klären. Die modernen Schwangerschaftstests liefern schon wenige Tage

Die Menstruation – ein Risikofaktor?

Die Kritiker der Langzyklen verweisen immer wieder auf die angebliche Unnatürlichkeit dieser Maßnahme. Stellen wir uns einmal eine andere Frage: Ist es eigentlich natürlich, dass Frauen alle vier Wochen menstruieren? Auf den ersten Blick erscheint nichts natürlicher als der monatliche Zyklus einer Frau im gebärfähigen Alter. Und das ist er sicherlich auch. Die Frage, die sich jedoch stellt, ist folgende: Ist es von der Natur vorgesehen, dass dieser Zyklus Monat für Monat über fast vier Jahrzehnte erfolgt? Zusammengerechnet bedeutet dies, dass eine Frau in der westlichen Welt mehr als 400 Zyklen mit Eisprung und Menstruation erlebt – so sie der Natur ihren Lauf lässt. Der brasilianische Gynäkologe Elsimar M. Coutinho war der erste, der darauf hinwies, dass dies wohl eine eher unnatürliche Entwicklung ist. In seinem bis heute leider nicht ins Deutsche übersetzten Buch »Is Menstruation obsolete?« (Ist die Menstruation überflüssig?) stellt er die These auf, dass in der Menschheitsgeschichte Frauen selten mehr als 200 Zyklen in ihrem gesamten Leben hatten. Denn früher verbrachten Frauen im gebärfähigen Alter einen Großteil ihrer Zeit damit, Kinder auszutragen, zu stillen oder großzuziehen. Sowohl in der Schwangerschaft als auch in der Stillzeit werden die ovariellen Zyklen unterdrückt. Es kommt weder zu einem Eisprung noch zu einer Menstruation. Fünf bis sechs Kinder austragen und stillen heißt jedoch, die Zahl der Zyklen um die Hälfte zu verringern.

Jeder Eisprung bedeutet eine Wunde

Ist das von Bedeutung? Wahrscheinlich schon. Nicht so sehr wegen des Blutverlustes bei einer Menstruation, der meist gut ausgeglichen wird. Aber jeder Eisprung führt zu einer kleinen Wunde am Eierstock, die wieder repariert und geschlossen werden muss. Dabei werden viele Entzündungsfaktoren freigesetzt. Solche niederschwelligen Entzündungsreaktionen stellen jedoch einen Risikofaktor für Krebserkrankungen dar. Das Risiko für einen Eierstockkrebs (die aggressivste unter den weiblichen Krebserkrankungen) steigt also mit der Zahl der Eisprünge. Da ist es nicht ganz unerheblich, wenn sich die Zahl der Ovulationen im Leben einer Frau von 200 auf 400 verdoppelt.

Die Pille schafft Abhilfe

Heißt dies nun umgekehrt, dass sich durch die Unterdrückung des Eisprunges durch die Pille das Risiko für den Eierstockkrebs senken lässt? Genau so ist es. Frauen, die über 10 Jahre lang die Pille einnehmen, reduzieren damit ihr Risiko, an einem Eierstockkrebs zu erkranken, um mehr als die Hälfte. Die Pille zur Krebsprophylaxe – das ist für viele Frauen eine neue Überlegung.

nach Ausbleiben der Regelblutung ein eindeutiges Ergebnis.

Frauen im fünften Lebensjahrzehnt müssen beim Ausbleiben der Periodenblutung aber auch bereits an das Thema Wechseljahre denken. Statistisch liegt das Menopausenalter, also der Zeitpunkt der letzten von den eigenen Hormonen gesteuerten Regelblutung, bei 51 Jahren. Allerdings unterliegt dies großen individuellen Schwankungen. Manche Frauen bemerken bereits mit Anfang vierzig unregelmäßige oder völlig ausbleibende Periodenblutungen. Andere haben noch mit Ende fünfzig ihre Menstruation.

Prolaktin – ein Stillhormon mit Störpotenzial

Prolaktin ist ein Hormon der Hirnanhangdrüse, das vor allem für den Milcheinschuss in der Stillzeit verantwortlich ist. Um eine allzu rasche erneute Schwangerschaft der stillenden Mutter zu verhindern, unterdrückt Prolaktin gleichzeitig den Eisprung und die Periodenblutung. Allerdings kann der Prolaktinspiegel auch außerhalb der Schwangerschaft und der Stillzeit im Rahmen von hormonellen Funktionsstörungen ansteigen. Der Effekt ist der gleiche: Die Periode bleibt aus. Setzt bei jüngeren Frauen die Periodenblutung aus, so sollte also auch immer eine Störung des Prolaktinstoffwechsels bedacht werden. Aus dem, was wir soeben über das Prolaktin gehört haben, wird auch bereits klar, welche Beschwerden diese ungewollte Amenorrhö häufig begleiten: Ein unangenehmes Spannungsgefühl in den Brüsten. Dieses muss aber nicht notwendigerweise auftreten.

Die Prolaktinspiegel im Blut lassen sich gut bestimmen. Ein Wert über 25 ng/ml deutet auf eine Überfunktion hin. Eindeutig pathologisch sind Werte über 200 ng/ml. Zumeist ist ein solcher Anstieg bedingt durch eine sogenannte funktionelle Hyperprolaktinämie. Die Hirnanhangdrüse, in der das Prolaktin gebildet wird, schüttet einfach zu viel von dem Hormon aus. Sind die Prolaktinspiegel stark erhöht, muss auch an ein Prolaktinom gedacht werden. Dies ist ein gutartiger, prolaktinproduzierender Tumor der Hirnanhangdrüse. Im Zweifelsfall schafft eine Kernspintomografie des Kopfes Klarheit.

Große Prolaktinome müssen oft operiert werden. Bei kleineren Tumoren und auch in den wesentlich häufigeren Fällen einer funktionellen Hyperprolaktinämie genügt eine medikamentöse Behandlung. Hierzu gibt es einige sehr wirksame Medikamente. Das bekannteste ist das Bromocriptin®. Es wird hauptsächlich eingesetzt, um bei stillenden Frauen das Abstillen zu unterstützen. Etwas unangenehm bei der Einnahme von Bromocriptin ist, dass es gelegentlich zu störender Übelkeit und Kreislaufproblemen führt. Vermeiden lässt sich dies, indem man die Tablette anfangs abends einnimmt und die Beschwerden somit einfach »verschläft«. Prolaktinstörungen bedürfen auf jeden Fall einer fachärztlichen Abklärung.

49

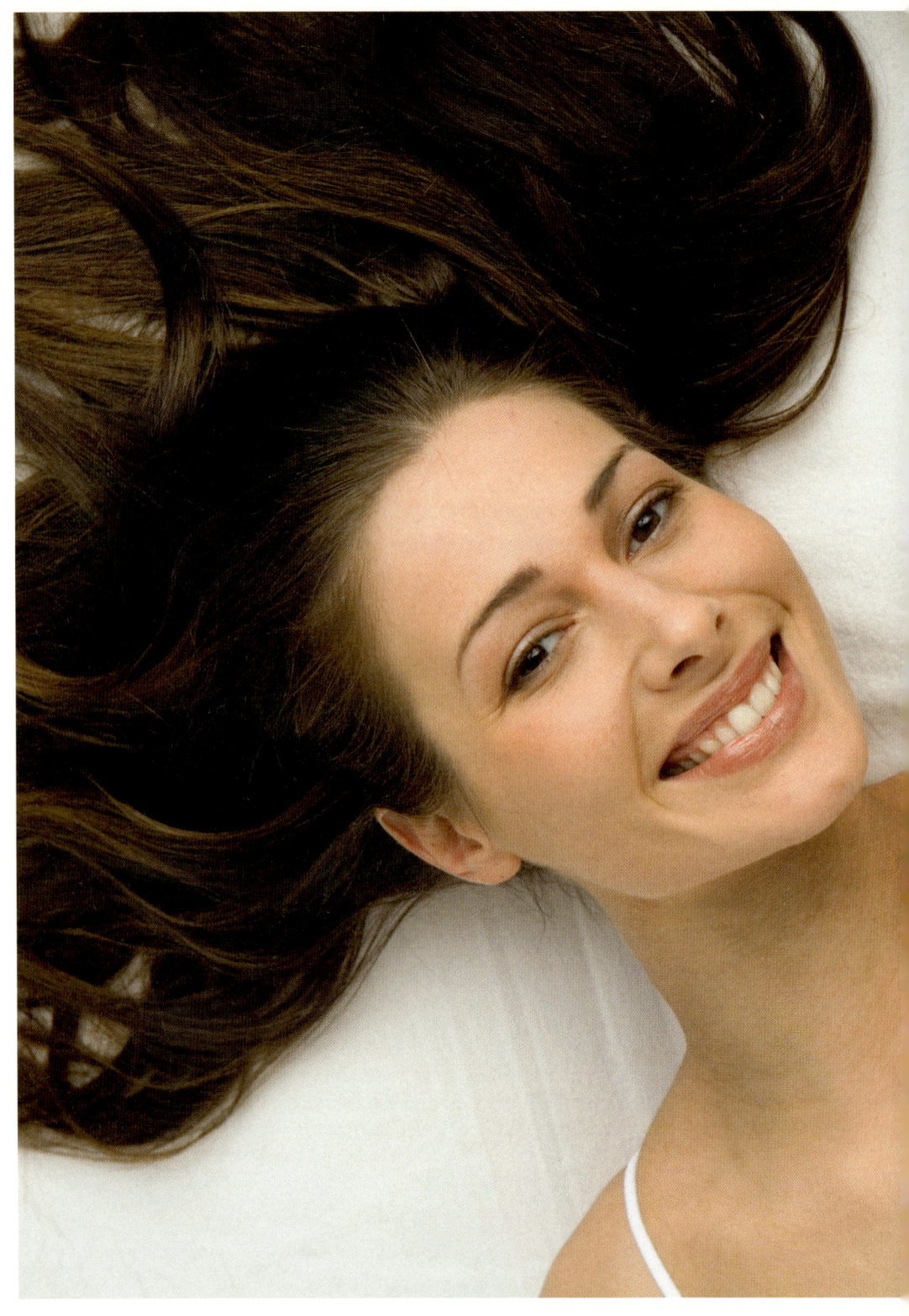

Eierstöcke auf Nulldiät

Eine Form der Amenorrhö tritt zumeist bei jungen Frauen und Teenagern auf. Sie ist Folge von Essstörungen. Die Anorexia nervosa (Pubertätsmagersucht) hat stark zugenommen. Man schätzt, dass inzwischen etwa zehn Prozent der jungen Mädchen an unterschiedlichen Formen von Essstörungen leiden. Dazu gehört neben der Pubertätsmagersucht in erster Linie die Bulimie (Ess-Brech-Sucht), bei der zwar zumeist recht viel gegessen, die Nahrung aber anschließend durch selbst herbeigeführtes Erbrechen wieder von sich gegeben wird.

Für anorektische Mädchen und Frauen wird das Fett zum Feind in ihrem Körper. Sie magern im Laufe ihrer Erkrankung häufig extrem ab. Fett ist aber nicht nur ein Energiespeicher, es spielt auch eine Rolle bei der Fortpflanzung. Unterschreitet die Menge an Körperfett eine kritische Grenze (diese liegt bei etwa sieben Kilogramm) stellen die Eierstöcke ihre Funktion ein. Es kommt zu einer Amenorrhö. Entwicklungsgeschichtlich ist dies ein sinnvoller Mechanismus. Wenn die Nahrungsaufnahme so gering ist, dass ein Verhungern droht, dann kann frau eines ganz sicher nicht brauchen: schwanger zu werden. Heute sind die Hungerperioden bei anorektischen Frauen selbst gemacht.

Die bei einer Essstörung herunterregulierten Geschlechtshormone zu ersetzen ist medizinisch sicherlich sinnvoll. Es wäre auch leicht durchzuführen, scheitert zumeist aber an der fehlenden Krankheitseinsicht der Patientinnen: Selbst bis auf die Knochen abgemagert, fühlen sie sich häufig immer noch zu dick und nehmen daher auch keine Hormone zu sich. Denn die stehen ja bekanntlich in dem furchtbaren Ruf, dick zu machen. Die einzige Rettung bietet, wenn überhaupt, ein umfassendes psychotherapeutisches Konzept.

Eine andere Form der Anorexie hat in den letzten Jahren ebenfalls zugenommen: die Anorexia athletica. Hier wird der Kampf gegen das eigene Körperfett nicht in erster Linie durch Hungern, sondern durch exzessiven Sport betrieben. Der Effekt auf die Eierstöcke ist der gleiche. Sie registrieren ein massives Energiedefizit (zu wenig Kalorien zugeführt, zu viel verbraucht) und stellen ihre Funktion ein.

Bestimmt man bei diesen Patienten den Hormonstatus, zeigt sich ein charakteristisches Bild. Die Östrogenspiegel sind niedrig wie bei Frauen nach den Wechseljahren. Bei klimakterischen Frauen steigen allerdings die eierstockstimulierenden Hormone LH und FSH deutlich an. Dies ist bei anorektischen Frauen nicht der Fall. Im Gegenteil: Die stimulierenden Hormone sind extrem niedrig, da ja die oberste Schaltzentrale im Gehirn entschieden hat, die Eierstöcke eben nicht anzuregen, sondern vorübergehend stillzulegen. Aus diesem Grunde leiden anorektische Frauen bei Ausbleiben der Periodenblutung auch nicht an den sonst so typischen Hitzewallungen. Umgekehrt heißt dies aber auch: Werden wieder ausreichend Kalorien zugeführt, hebt das Gehirn die Blockade auf, die Eierstöcke erwachen aus ihrem hungerbedingten Winterschlaf und der normale Zyklus stellt sich wieder ein.

Das PCO-Syndrom – immer noch wenig bekannt

Eine weitere häufige Ursache für unregelmäßige Regelblutungen ist das Syndrom der polyzystischen Ovarien (PCO-Syndrom). Es ist relativ wenig bekannt, obwohl nach Schätzungen von Gynäkologenverbänden etwa fünf bis zehn Prozent aller Frauen im gebärfähigen Alter darunter leiden. Schon die Tatsache, dass die Schätzungen so stark schwanken, zeigt, dass die Diagnose nicht immer gleich richtig gestellt wird.

Die Eierstöcke weisen bei dieser Erkrankung ein charakteristisches Aussehen auf: Sie sind übersät von vielen kleinen Bläschen. Im Fachjargon spricht man von polyzystischen Ovarien. Dieses Erscheinungsbild geht einher mit einer Vielzahl von unterschiedlichen Krankheitszeichen, und viele Aspekte dieses Syndroms sind noch nicht völlig aufgeklärt.

Sichtbare Veränderungen sind die Zysten an den Eierstöcken. Mithilfe des transvaginalen Ultraschalls (durch die Scheide) lassen sich die Eierstöcke mit den Zysten sehr genau darstellen. Die Abbildung zeigt das charakteristische Bild eines polyzystischen Ovars. Wie Perlen an der Kette liegen die kleinen Bläschen aneinandergereiht am inneren Rand des Eierstocks.

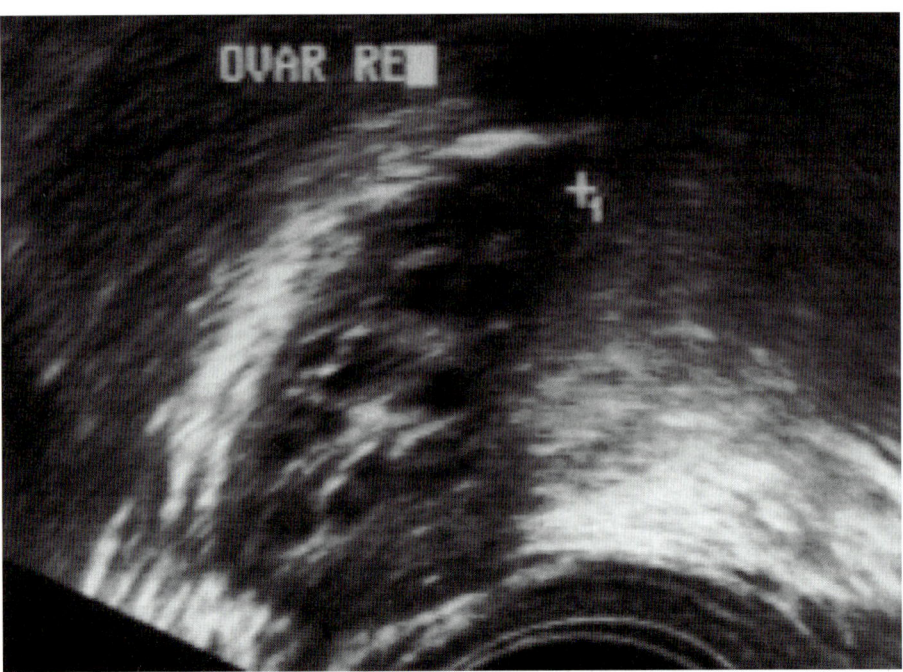

▲ Polyzystisches Ovar.

Es handelt sich dabei um fortgeschrittene Stadien jener Eibläschen, die winzig klein zu Tausenden in jedem Eierstock angelegt sind. Normalerweise reift in jedem Zyklus eines dieser Eibläschen heran. Dabei wird es bis zu 2,5 cm groß, springt dann etwa in der Zyklusmitte und setzt damit die befruchtungsfähige Eizelle frei.

Beim PCO-Syndrom scheint es so zu sein, dass das jeweilige Eibläschen nur bis zu einer gewissen Größe heranreift, es dann jedoch nicht schafft, zu springen. Stattdessen bleibt es am inneren Rand des Eierstocks, in der »Rinde« stecken. Nach und nach sammeln sich dort diese nicht gesprungenen Eibläschen und verleihen dem Eierstock sein charakteristisches Aussehen.

Als Ursache wird diskutiert, dass die Rinde des Eierstocks zu dick sei, sodass die Eibläschen diese nicht oder nur selten durchdringen können. Dies erklärt auch die unregelmäßigen Zyklen beim PCOS. Um nun dem Eibläschen doch noch zu einem Eisprung zu verhelfen, schüttet die Hirnanhangdrüse vermehrt luteinisierendes Hormon (LH) aus. LH ist in der Tat das Hormon, welches den Eisprung bewirkt. Es macht jedoch auch noch etwas anderes: Es stimuliert die Androgen produzierenden Zellen im Eierstock. Die Folge ist ein Anstieg der männlichen Geschlechtshormone.

Androgen und Insulin – ein übles Duo

Übermäßig hohe Androgenspiegel haben für Frauen meist unschöne Folgen. Sie machen eine fettige Haut und lassen – genau wie bei Männern – die Köperbehaarung

sprießen. Doch damit nicht genug. Neben den Androgenspiegeln steigen auch die Insulinspiegel. Insulin ist ein Speicherhormon. Es sorgt dafür, dass der Blutzucker in die Zellen der Muskeln, aber auch ins Fettgewebe geschleust wird. Und es sorgt auch dafür, dass insbesondere die Fettzellen diese eingeschleuste Energie nicht so schnell wieder hergeben. Anders ausgedrückt: Insulin macht dick. Zumindest gilt dies für dauerhaft erhöhte Insulinspiegel.

Genau diese liegen jedoch beim PCO-Syndrom vor. In den letzten Jahren ist vor allen Dingen dieser Aspekt des überhöhten Gewichts durch den gestörten Insulinstoffwechsel beim PCO-Syndrom zunehmend in den Vordergrund getreten. Dadurch ist es inzwischen auch nicht mehr ganz klar, wer für die Behandlung des PCOS eigentlich zuständig ist: Die Gynäkologen, in deren Fachbereich die Erkrankungen des Eierstocks fallen, oder die Internisten, die für die Behandlung des metabolischen Syndroms zuständig sind.

Für die betroffenen Frauen macht das die Sache nicht unbedingt leichter. Zunächst einmal müssen sie einen Arzt finden, der die Diagnose richtig stellt. Das ist bereits schwierig genug. Dann benötigen sie einen Therapeuten, der sowohl die gynäkologischen wie die internistischen Folgen des PCO-Syndroms richtig behandeln kann. Das ist noch schwieriger. Idealerweise finden sie einen Gynäkologen und einen Internisten, die Hand in Hand das Krankheitsbild behandeln. Das ist extrem selten. Dennoch – eine sinnvolle Therapie des PCOS ist möglich.

Das PCO-Syndrom kann sehr unterschiedliche Ausprägungen annehmen. Zyklusstörungen, Vermännlichungserscheinungen und Übergewicht sind die klassische Trias. Dennoch gibt es Frauen, die an einem PCO-Syndrom leiden und keinerlei Gewichtsprobleme haben. Ebenso wie solche, die deutlich an Gewicht zunehmen, aber keinerlei Störungen an Haut und Haaren aufweisen. Folgerichtig muss die Behandlung sehr individuell abgestimmt sein. Es gibt keine Standardtherapie für das PCOS. Vielmehr bestehen verschiedene Möglichkeiten der Behandlung, die sich nach den jeweils vorherrschenden Beschwerden richten.

Behandlungsmöglichkeiten beim PCO

Stehen Zyklusstörungen und Zeichen der Vermännlichung im Vordergrund, gibt es einen relativ einfachen Behandlungsansatz. Durch die Einnahme eines Ovulationshemmers werden die Eierstöcke zunächst einmal in den Zwangsurlaub ge-

schickt. Das Heranreifen weiterer unreifer Eibläschen unterbleibt. Bei Anwendung einer antiandrogenen Pille werden darüber hinaus die überschießenden männlichen Hormone im Zaum gehalten. Das Ganze setzt natürlich voraus, dass die Patientin nicht schwanger werden will und auch keine Unverträglichkeiten gegen die Pille vorliegen.

Was die Pille nicht beeinflusst, sind jedoch der Insulinspiegel und das Körpergewicht. Liegen in diesem Bereich Störungen vor, so bedarf es zusätzlicher Maßnahmen. Bei Übergewicht wird natürlich immer als Erstes eine Reduktionsdiät empfohlen. Nur – das ist leichter gesagt als getan. Gewicht zu verlieren ist schon schwer genug. Beim PCO-Syndrom ist das Abnehmen sogar ganz besonders schwierig. Die hohen Insulinspiegel sitzen nämlich wie ein Schloss vor den Fettzellen und verhindern so den Fettabbau. Dies heißt nicht, dass Reduktionsdiäten keinen Sinn machen. Allerdings sollten Sie sich für die richtige Diät entscheiden. Seit einigen Jahren gibt es zwischen Ernährungsmedizinern einen erbitterten Streit, ob nun fettreduzierte (low fat) oder kohlenhydratreduzierte (low carb) Diäten sinnvoller sind. Zumindest für das PCO-Syndrom lässt sich diese Frage entscheiden. Hier bieten low carb Diäten einen deutlichen Vorteil. Nur eine extrem kohlenhydratarme Kost ist nämlich in der Lage, die hohen Insulinspiegel zu senken.

Unterstützen lässt sich eine solche Diät durch den Wirkstoff Metformin, im Handel z. B. unter dem Namen Glucophage®. Metformin wird bereits seit Jahrzehnten

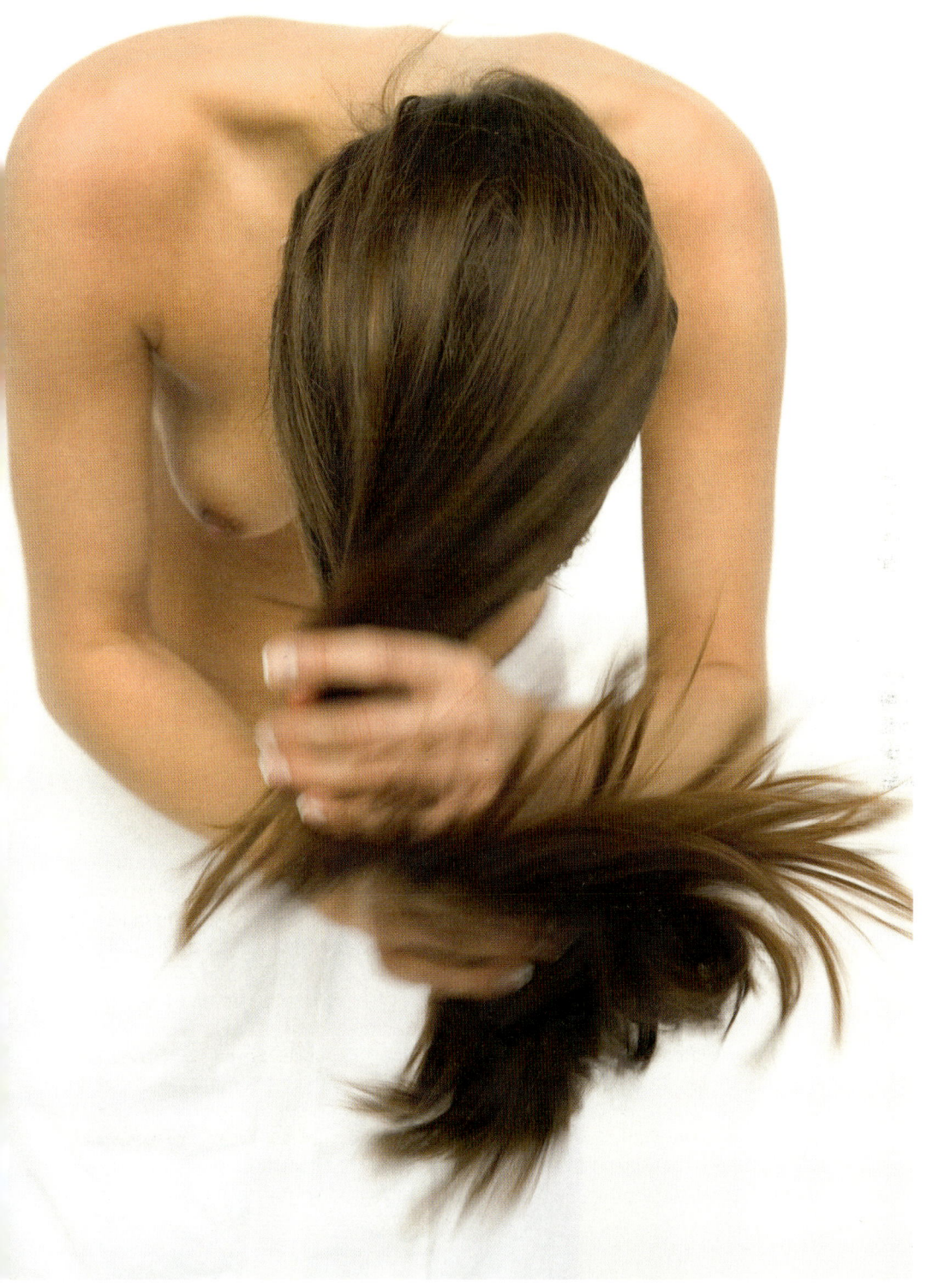

TIPP AUS DER PRAXIS

So wird Metformin verträglich

So effektiv die Metformintherapie in der Behandlung von Störungen des Insulinstoffwechsels ist, so hat sie doch einen Nachteil. Ein nicht unerheblicher Prozentsatz von Patienten verträgt Metformin nicht besonders gut. Manche Frauen reagieren auf die Einnahme mit Übelkeit, Blähungen oder Durchfall.

Allerdings lassen sich diese Nebenwirkungen in vielen Fällen in den Griff bekommen, wenn bei der Einnahme einige simple Grundsätze beachtet werden. Beginnen Sie nicht gleich mit der vollen Dosis. Diese besteht zumeist aus 2000 mg täglich, verteilt auf 4 Tabletten zu je 500 mg. Nehmen Sie zunächst nur eine einzige Tablette, am besten nach dem Frühstück. Nach 2–4 Wochen erhöhen Sie die Dosis dann um eine weitere Tablette, die sie mit der Abendmahlzeit einnehmen. Im Abstand von weiteren 2–4 Wochen ergänzen Sie dann jeweils eine weitere Tablette bis zur vollen Dosis von 4 Tabletten bzw. 2000 mg. Auf diese Weise gewöhnt sich Ihr Körper langsam an das Medikament und die anfänglichen Nebenwirkungen werden vermieden.

in der Behandlung des Typ-II-Diabetes eingesetzt. Seine Wirkung beruht im Wesentlichen darauf, dass es die Leber daran hindert, allzu viel Glukose in das Blut abzugeben. Durch die verminderte Glukoseausschüttung wird auch entsprechend weniger Insulin gebildet. Genau das ist es, was beim PCO-Syndrom wichtig ist – das Absenken überhöhter Insulinspiegel.

Den Eizellen auf die Sprünge helfen

Vor allem bei Frauen mit Kinderwunsch ist die Gewichtsreduktion entscheidend, da sich allein durch diese Maßnahme der Zyklus in vielen Fällen wieder normalisiert. Tut er dies nicht, gibt es eine weitere Möglichkeit, den Eisprung herbeizuführen. Auch hierzu wird ein lange bekanntes Medikament eingesetzt, das Präparat Clomifen® (siehe S. 121). Dabei handelt es sich um ein Präparat, das die Ausschüttung von follikelstimulierendem und luteinisierendem Hormon (FSH und LH) aus der Hirnanhangdrüse anregt. Dadurch wird die Eizellreifung in Gang gesetzt und es kommt zum Eisprung.

Das PCO-Syndrom ist ein klassisches Beispiel dafür, wie eng verschiedene hormonelle Regelkreise – in diesem Fall der Insulin- und der Androgenstoffwechsel – miteinander verbunden sind. Es ist aber auch ein Beispiel dafür, dass komplexe Krankheitsbilder häufig auch komplexe Therapien erfordern. Oft bedarf es dazu der Zusammenarbeit von Ärzten unterschiedlicher Disziplinen. Vor allem bedarf es aber auch der aktiven Mitarbeit der Patientin selbst. Eine Gewichtsreduktion lässt sich nur verwirklichen, wenn der Lebensstil auch entsprechend verändert wird (weniger essen, mehr bewegen).

TIPP AUS DER PRAXIS

Ovarian Drilling – mit dem Laser zum Eisprung

Wenn es tatsächlich die zu dicke Rinde des Eierstockes ist, welche die Eibläschen daran hindert zu springen und ihre Eizellen freizusetzen, dann müsste es auch möglich sein, den Follikeln durch einen direkten Eingriff am Eierstock den Weg an die Oberfläche zu bahnen. Genau dies versuchen einige chirurgische Techniken. Die erste operative Therapie bestand in der Keilresektion des Eierstockes. Wie bei einem großen Kuchen wurde aus dem Eierstock ein Stück herausgeschnitten. Die Oberfläche des Schnittes war nun nicht mehr von der Rinde überzogen und erlaubte einzelnen Eibläschen den Eisprung. Nach einem ähnlichen Prinzip – aber wesentlich eleganter – funktioniert die Technik des Ovarian Drillings. Im Rahmen einer Bauchspiegelung und mittels eines Lasers werden ca. 20–30 kleine Vertiefungen in die Rinde des Eierstockes gebohrt (gedrillt). Die Eierstöcke gleichen nach dem Eingriff einem Golfball, dessen Oberfläche ja auch viele kleine Mulden aufweist. Diese Mulden erlauben es den Eibläschen nun, die äußere Wand des Eierstockes doch noch zu durchdringen und die Eizelle an die Oberfläche zu transportieren. Der Eingriff löst zwar nicht sämtliche Probleme des PCO-Syndroms. Er ist auch nicht bei allen Patientinnen erfolgreich. Vor allem bei bestehendem Kinderwunsch hat er sich aber in vielen Fällen als hilfreich erwiesen.

Prämenstruelles Syndrom – die Tage vor den Tagen

Hormone beeinflussen die Stimmung und den Appetit, den Wasserhaushalt und das Schlafverhalten, Darmtätigkeit, Hautbeschaffenheit und noch vieles mehr. Gelegentlich tun sie das allerdings in einer Weise, die nicht angenehm ist. Dann verdüstert sich beispielsweise die Stimmung, aus Appetit werden unkontrollierbare Fressattacken, der Körper lagert vermehrt Wasser ein, der Schlaf ist empfindlich gestört, im Bauchraum herrscht ein unangenehmes Völlegefühl, und auf der Haut machen sich Pickel und Mitesser breit.

Sie haben es gemerkt: Thema dieses Kapitels ist das prämenstruelle Syndrom, bekannt unter seiner Abkürzung PMS. Das PMS gehört zu den häufigsten Frauenleiden überhaupt. Nach Schätzungen von Gynäkologenverbänden leiden etwa 20–40 % aller Frauen im gebärfähigen Alter unter entsprechenden Symptomen. Etwa 5 % sind so stark betroffen, dass ihr privates und berufliches Leben deutlich beeinträchtigt ist. »Syndrom« bedeutet in der medizinischen Fachsprache eine Gruppe von Symptomen, also von Krankheitszeichen. Diese sind beim prämenstruellen Syndrom überaus vielfältig. Inzwischen werden dem PMS mehr als hundert verschiedene Symptome zugeordnet. Die häufigsten sind Brustspannen, Ödeme, Völlegefühl, Kopfschmerzen, Schlafstörungen sowie Stimmungsschwankungen, die sowohl depressiv als auch aggressiv getönt sein können. Insbesondere Letzteres macht das PMS zu einer Erkrankung, an der nicht nur die Betroffene selbst, sondern häufig auch deren Umgebung leidet.

Charakteristisch für das PMS ist, dass all diese Symptome lediglich in der zweiten Zyklushälfte auftreten und sich zur Menstruation hin verstärken. Mit dem Einsetzen der Regelblutung verschwinden dann die Beschwerden zumeist schlagartig. Dieser Umstand weist auf die eindeutige Hormonabhängigkeit des Geschehens hin. Dennoch tut sich die medizinische Wissenschaft bis heute schwer, ein plausibles Erklärungsmodell für das PMS zu liefern.

Dass es sich bei dem PMS um eine hormonabhängige Erkrankung handeln muss, ist unbestreitbar. Nicht nur die strikte Abhängigkeit vom Zyklusgeschehen spricht dafür. Auch die Tatsache, dass Frauen nach den Wechseljahren keine entsprechenden Beschwerden mehr haben, belegt die These. Gleiches gilt im Übrigen auch für junge Frauen, denen chirurgisch beide Eierstöcke entfernt worden sind.

Aber kann es eine hormonabhängige Erkrankung geben, bei der alle Hormone im Normbereich sind? Es kann. Denn zum einen ist für die Wirkung von Hormonen nicht nur ihre Konzentration im Blut verantwortlich, sondern auch die Empfindlichkeit der jeweiligen Rezeptoren. Zum anderen gibt es ein enges Zusammenspiel zwischen Hormonen und Neurotransmittern, also den Botenstoffen in unserem Gehirn. Beides ist für das Verständnis des PMS von entscheidender Bedeutung.

Schlüsselsubstanz Serotonin

Frauen mit PMS leiden nicht unter zu viel oder zu wenig Hormonen. Sie leiden vielmehr an einer Überempfindlichkeit ihrer Hormonrezeptoren auf die normalen zyklischen Hormonschwankungen. Vor allem aber leiden sie an einer – unter wissenschaftlichen Bedingungen auch messbaren – Funktionsstörung ihres Serotoninsystems. Serotonin ist ein Botenstoff des zentralen Nervensystems, der im Wesentlichen für die Stimmung und auch für den Appetit verantwortlich ist. Niedrige Serotoninspiegel sind die Hauptursache für Depressionen. Neuere Forschungen legen nun nahe, dass bei PMS-Patientinnen das Gehirn in der zweiten Zyklushälfte nur unzureichend Serotonin produziert. Das alles ist reichlich kompliziert und auch noch nicht bis ins Letzte geklärt. Zum gegenwärtigen Zeitpunkt scheint allerdings so viel festzustehen: Das PMS ist eine Erkrankung, bei der auslösende Faktoren im Gehirn und im hormonellen System Hand in Hand spielen. Im Vordergrund steht dabei eine Fehlregulation von Botenstoffen des zentralen Nervensystems auf die normalen zyklischen hormonellen Schwankungen des Eierstocks.

Welche Konsequenz hat dies nun für die Therapie des PMS? Die Gabe von Gelbkörperhormonen in der zweiten Zyklushälfte ist unwirksam. Es ist nicht das Progesteron, das zu niedrig ist, sondern das Serotonin. Das lässt sich korrigieren. Nicht durch die Gabe von Serotonin, sondern durch die Einnahme von Medikamenten, die als Serotonin-Wiederaufnahmehemmer bezeichnet werden, abgekürzt SSRI. Diese Substanzen greifen direkt in die Informationsübertragung des Gehirns ein. Das macht sie zu hochwirksamen Präparaten in der Behandlung von Depressionen, die ja hauptsächlich durch einen Serotonin-

mangel im Gehirn bedingt sind. Und es macht sie ebenso zu wirksamen Mitteln in der Behandlung des PMS, bei dem der gleiche Mangel besteht. Neuere klinische Studien zeigen, dass SSRIs in der Tat diejenigen Mittel sind, die bei PMS am besten wirken.

Hormonelle Helfer

Was lässt sich sonst noch tun gegen prämenstruelle Beschwerden? Eine weitere Möglichkeit, das PMS zu therapieren besteht darin, die zyklischen Hormon-

GUT ZU WISSEN

Psychopharmaka – eine spezielle Problematik

Aus meiner Praxis kann ich Ihnen berichten: Als Frauenarzt macht man sich bei seinen Patientinnen nicht unbedingt beliebt, wenn man derartige Medikamente empfiehlt – egal, was die Wissenschaft dazu sagt. Viele Frauen fühlen sich geradezu persönlich angegriffen, wenn für ihre doch so offensichtlich hormonell bedingten Probleme kein Hormonpräparat, sondern ein Antidepressivum verordnet wird. Sie glauben sich dadurch in eine »psychiatrische Ecke« abgeschoben, in die sie keinesfalls gerückt werden wollen. Denn Psychopharmaka stehen hierzulande in schlechtem Ruf. Natürlich sind SSRIs verschreibungspflichtige Medikamente mit Risiken und Nebenwirkungen, die nicht ohne eine entsprechende Indikation eingenommen werden sollten. In Deutschland allerdings bleiben viele

Menschen unterbehandelt, weil sie diese sehr wirksamen Medikamente gegen Depressionen nicht einnehmen wollen. Ähnliches gilt für das PMS. Wenn sich prämenstruelle Beschwerden auf schwaches Brustspannen und leichte Stimmungsschwankungen beschränken, dann brauchen Sie sicherlich nicht zu SSRIs zu greifen. Man muss nicht gleich mit Kanonen auf Spatzen schießen. Wenn aber alle vier Wochen die Tage vor den Tagen für Sie zur Hölle werden – und statistisch gesehen betrifft das etwa 5 % aller Frauen – dann sollten Sie nicht auf eine Therapie verzichten, die nach neuesten Erkenntnissen tatsächlich die einzig hilfreiche ist, weil sie mit der Wirkung auf das Serotonin genau jene Substanz beeinflusst, welche für das PMS verantwortlich ist.

schwankungen auszuschalten. Mit der Pille ist dies inzwischen leicht möglich: Sie können versuchen, durch Langzyklen die Menstruation zu unterdrücken und damit die prämenstruelle Problematik auszuschalten. Der Einsatz der Pille für derartige Langzyklen ist ab Seite 48 beschrieben.

Bei Wassereinlagerungen und Brustspannen kann auch eine Therapie mit Spironolacton versucht werden. Spironolacton ist eine Substanz, die sich vom Gelbkörperhormon ableitet und eine entwässernde Wirkung besitzt. In einer Dosierung von 25 mg, 2–4-mal täglich eingenommen, schwemmt Spironolacton allmählich übermäßig eingelagerte Flüssigkeit aus. Vermieden werden sollten dagegen die klassischen Diuretika (entwässernde Medikamente). Sie führen zwar anfänglich zu einer raschen Ausschwemmung der Ödeme, aber die Flüssigkeit wird anschließend umso schneller wieder eingelagert.

Ein Abkömmling des Spironolactons ist das Drospirenon, das als Gestagen auch in einigen bekannten Antibaby-Pillen (Petibelle®, Aida®) vorkommt. Seit einiger Zeit gibt es diese Pillen auch in einer neuen Form. Falls Sie Pillenanwenderin sind und prämenstruell unter Wassereinlagerungen leiden, so ist es einen Versuch wert, auf diese Pille umzusteigen. Bei der in Deutschland unter dem Namen YAZ® erhältlichen Pille ist der Östrogenanteil mit 0,02 mg extrem niedrig dosiert. In der Kombination mit Drospirenon wird YAZ über 24 Tage genommen (plus 4 Plazebotabletten, die lediglich zum »Auffüllen« des 28-Tage-Zyklus dienen). Sowohl durch die Verwendung des ent-

wässernden Drospirenon als auch durch die Verkürzung des einnahmefreien Intervalls auf 4 Tage bessert sich die PMS-Problematik in vielen Fällen.

Und immer wieder: Lifestyle

Bei einem Beschwerdebild wie dem PMS mit seinen überaus vielfältigen und unterschiedlichen Symptomen ist es einsehbar, dass es kein Allheilmittel gibt, das alle Leiden beseitigt. Oftmals ist es aber eine Kombination unterschiedlicher Maßnahmen, die Linderung bringt. Folgendes sollten Sie versuchen:

Ernährung: Essen Sie weniger, aber dafür öfter. Vermeiden Sie insbesondere starke Blutzuckerschwankungen, die den gefürchteten Süßhunger auslösen. Praktisch bedeutet dies: Meiden Sie Süßigkeiten, die den Zuckerspiegel rasch ansteigen lassen. Durch die darauf folgende Insulinantwort sinkt dieser ebenso rasch wieder ab und der Hunger stellt sich wieder ein. Bevorzugen Sie stattdessen komplexe Kohlenhydrate, also Gemüse und Vollkornprodukte. Wenn Sie zu Wassereinlagerungen neigen, können Sie auch ein bis zwei Reistage einlegen. Vermeiden Sie schwere Speisen, die das unangenehme Völlegefühl noch verstärken.

Umgekehrt sollten Sie allerdings auch nicht in das andere Extrem verfallen und fasten. Dies bringt Sie nur weiter in die gefürchtete Unterzuckerung und veranlasst Ihren Körper, Stresshormone auszuschütten, welche die Symptomatik noch verstärken. Auf Alkohol sollte während des PMS möglichst ganz verzichtet werden.

Bewegung: Bewegung ist fast immer gut – auch beim PMS. Das heißt allerdings nicht, dass Sie Ihren Körper zu Höchstleistungen zwingen sollten. Dann nämlich schlägt dieser Effekt ins Gegenteil um. Die stimmungshebenden Glückshormone (Endorphine) werden ausgeschüttet, wenn Sie Ihr Bewegungsprogramm leicht und locker absolvieren – nicht wenn Sie sich dabei verbissen quälen.

Und noch ein Tipp: Sonnenlicht ist gut für die Serotoninproduktion. Ein halbstündiger Spaziergang in der Mittagssonne ist deshalb häufig effektiver als eine Stunde Training im Neonlicht eines Fitnessstudios.

Pflanzliche Hilfen und Mikronährstoffe

Unter den Phytotherapeutika hat sich seit vielen Jahren der **Mönchspfeffer** (Agnus castus) bewährt. Er soll eine Harmonisierung des Hormonhaushaltes bewirken. Da die Substanz nebenwirkungsfrei ist, lohnt sich ein Therapieversuch auf jeden Fall. Insbesondere bei schmerzhaftem Brustspannen können auch **Phytoöstrogenpräparate** ausprobiert werden. Die vor allem in Soja vorkommenden Substanzen besetzen als schwach wirkende Pflanzenöstrogene die Hormonrezeptoren der Brust und verhindern so eine Stimulation durch die wesentlich stärker wirkenden körpereigenen Hormone.

Eine Reihe von Studien berichtet auch über positive Effekte von Nahrungsergänzungsprodukten bei PMS. Hierzu gehören vor allem Präparate mit **Vitamin-B-Komplex.** Die empfohlene Tagesdosis liegt bei 50–100 mg. Mehrere kleine, aber kontrollierte Studien haben darüber hinaus gezeigt, dass eine hoch dosierte Gabe von Vitamin E sowohl bei den psychischen als auch bei den körperlichen PMS-Beschwerden wirksam ist. Der Mechanismus, durch den Vitamin E die Symptomatik bessert, ist dabei noch unklar.

Eine der vielen weiteren Hypothesen zur Entstehung des PMS sieht als Grundlage eine Störung des Parathormonsystems. Parathormon ist ein Hormon der Nebenschilddrüse, das insbesondere für den Kalziumstoffwechsel verantwortlich ist. Gestützt wird diese These unter anderem dadurch, dass sowohl bei Depressionen als auch beim PMS häufig eine deutlich reduzierte Knochendichte vorliegt. Eine große Studie konnte nachweisen, dass die Gabe von 1200 mg Kalzium pro Tag mehrere Symptome des PMS günstig beeinflusst, darunter unter anderem Brustspannen, Müdigkeit und depressive Verstimmungen. Für den Einsatz von Kalziumpräparaten sprechen neben der offensichtlichen Wirksamkeit auch deren gute Verträglichkeit, die niedrigen Kosten sowie der zusätzliche Nutzen für die Knochendichte.

Einige kleinere Studien haben auch positive Effekte von **Magnesium** in Dosierungen von 200–400 mg pro Tag zeigen können. Die Wirkung beschränkt sich jedoch im Wesentlichen auf körperliche Symptome wie Wassereinlagerungen und Brustspannen. Seelische Beschwerden wurden nicht beeinflusst. Bei der Einnahme von Magnesium ist zu beachten, dass höhere Dosierungen abführend wirken können.

Wie bereits erwähnt, sind es vor allem die niedrigen Serotoninspiegel im Gehirn, welche für das PMS verantwortlich sind. Wichtigster Bestandteil des Serotonins ist die Aminosäure Tryptophan. Als natürliche und meist nebenwirkungsfreie Alternative zur Hebung des Serotoninspiegels können auch die Wirkstoffe L-Tryptophan bzw. 5 HPT (5 Hydroxytryptophan) eingesetzt werden (z. B. in Tryptochron®).

Wenn die Schulmedizin an die Grenzen stößt

Dem großen Leidensdruck, der bei einigen betroffenen Frauen durch das PMS erzeugt wird, stehen viele Ärzte noch immer mit einer gewissen Gleichgültigkeit bzw. ratlos gegenüber. Eine Studie ergab, dass die Mehrzahl der PMS-Patientinnen mehrere Ärzte über mehr als 5 Jahre hinweg konsultieren musste, bevor die Diagnose richtig gestellt wurde. Die Unsicherheit in der korrekten Diagnosestellung setzt sich auch bei der Therapie fort. Häufig werden den Betroffenen effektive Behandlungen vorenthalten und die zum Teil sehr starken Beschwerden als Befindlichkeitsstörungen auch noch verharmlost. Die Tatsache, dass das PMS durch Laboranalysen und andere diagnostische Maßnahmen nur schwer zu erfassen ist, macht es schwierig, einen gezielten Therapieplan zu entwickeln. Hier geraten wir sicherlich an die Grenzen der sogenannten evidenzbasierten, also allein an wissenschaftlichen Studien orientierten Medizin.

WAS SONST NOCH HILFT

Mehr Licht!

Wie wichtig Licht für unsere Stimmung ist, weiß jeder, dem in Herbst und Winter die jahreszeitliche Dunkelheit auch das Gemüt verdüstert. Die Medizin hat dafür inzwischen den Begriff der »Saisonal abhängigen Depression (SAD)« geprägt. Wenn Lichtmangel Depressionen auslöst – wäre es dann nicht wirklich am besten, die Seelenfinsternis auch mit viel Licht wieder zu kurieren?
Genau diesen Ansatz verfolgt die Lichttherapie. Allerdings ist hiermit nicht die Bräunungseinheit auf der Sonnenbank gemeint, sondern eine Behandlungsform, bei der in speziellen Kammern mit extrem hellem Licht von 2 500–10 000 Lux gearbeitet wird. Bei der SAD konnten mit dieser Behandlung bereits in vielen Fällen gute Erfolge erzielt werden. Auch viele PMS-Patientinnen berichten über eine deutliche Besserung ihrer Beschwerden nach 15–20 Minuten in der Lichtkammer.

PMS oder PMDD?

Eine Behandlung mit SSRIs sollten Sie auf jeden Fall dann in Betracht ziehen, wenn im Rahmen Ihrer prämenstruellen Beschwerden die psychische Komponente, insbesondere die depressiven Verstimmungen, stark im Vordergrund stehen. Diese Sonderform des PMS wird auch als Premenstrual dysphoric Disorder (PMDD) bezeichnet. Im Gegensatz zum PMS mit seiner inzwischen fast unüberschaubaren Fülle von unterschiedlichen Beschwerden ist das PMDD sehr klar definiert. Es liegt vor, wenn die folgenden Bedingungen (A–D) erfüllt sind:

- A: Es müssen mindestens fünf oder mehr der folgenden Symptome vorliegen, davon mindestens eines der ersten vier genannten Hauptsymptome:
  - ausgeprägte depressive Verstimmung
  - ausgeprägte Ängstlichkeit bzw. Anspannung
  - ausgeprägte Affektlabilität
  - ausgeprägte Aggressivität bzw. Reizbarkeit
  - nachlassendes Interesse an den üblichen Aktivitäten
  - Schwierigkeiten, sich zu konzentrieren
  - Lethargie/Müdigkeit
  - veränderter Appetit
  - Heißhunger auf bestimmte Nahrungsmittel
  - Schlafstörungen
  - Gefühl der Überforderung
  - körperliche Symptome (z. B. Brustspannen, Völlegefühl, Kopfschmerzen)
- B: Die Beschwerden müssen so ausgeprägt sein, dass sie zu einer Beeinträchtigung von Arbeit/Schule, sozialen Aktivitäten oder persönlichen Beziehungen mit anderen führen.
- C: Die Beschwerden dürfen nicht als Verstärkung einer bereits vorhandenen Erkrankung auftreten.
- D: Die Symptome müssen prospektiv durch einen täglich über mindestens zwei Menstruationszyklen geführten Beschwerdekalender gesichert werden.
(Definition der Premenstrual Dysphoric Disorder nach DSM-IV.)

Hormone und Sexualität – was hilft, wenn die Lust erlahmt?

In den späten 1990er Jahren sorgte ein Ereignis dafür, dass ärztliche Fachjournale und Boulevardblätter, Stammtischrunden und Urologenverbände ein neues großes Thema bekamen: Das Medikament Viagra® (Sildenafil) kam auf den Markt. Viagra® war der erste Vertreter einer Generation von Substanzen, welche die Erektionsfähigkeit verbessern. Und was ist mit den Frauen?

Für Millionen von Männern war das neue Medikament ein Segen. Männer kümmern sich allgemein eher wenig um ihre Gesundheit. Eines allerdings bereitet ihnen wirklich Sorge: Wenn ihr bester Freund sie hängen lässt. Und die Erfahrung, dass der Geist zwar noch willig, das Fleisch aber zunehmend schwach wird, machen alternde Männer in zunehmendem Maße. Bei den 50-jährigen Männern leiden bereits 60 % unter gelegentlichen, 15 % unter schweren Erektionsstörungen. Doch es gibt Abhilfe. Der Wirkstoff Sildenafil und seine Nachfolger beheben diese Störung zumeist schnell, und das mit relativ geringen Risiken und Nebenwirkungen. Soweit die Männer.

Viagra für Frauen?

Der enorme Effekt des Potenzmittels ließ schon bald die Frage aufkommen: Wann kommt Viagra® für die Frau? Wird eine pharmakologische Substanz die weibliche Sexualität ebenso verändern wie es diese Phosphodiesterasehemmer bei den Männern getan haben? Bei der Beantwortung dieser Frage sollte man sich wieder auf einen Grundsatz besinnen: Männer und Frauen sind unterschiedlich. Das gilt auch für ihre Sexualität und deren Störungen.

Das Hauptproblem von Männern sind Erektionsstörungen. Deren Ursache ist zumeist eine unzureichende Durchblutung des Genitalapparates. Wird diese verbessert, klappt's auch wieder mit der penilen Hydraulik und man(n) ist glücklich. Frauen sind da – wie so häufig – deutlich vielschichtiger. Bei ihnen spielt sich Sexualität tatsächlich mehr im Kopf ab. Eine Erektion benötigen sie nicht, somit spielt die rein mechanische Problematik kaum eine Rolle. Im Vordergrund steht eher der Verlust des sexuellen Verlangens und der sexuellen Erlebnisfähigkeit. Anders ausgedrückt: Männer leiden darunter, dass sie nicht mehr können. Frauen leiden darunter, dass sie nicht mehr wollen.

Ist Lust messbar?

In der medizinischen Literatur hat sich dafür inzwischen der Begriff »Female sexual Dysfunction« (FSD) eingebürgert. Nach einigen Studien sollen bis zu einem Drittel aller Frauen an einer solchen FSD leiden. Dabei stellen sich natürlich einige Fragen. Wie lässt sich sexuelles Verlangen eigentlich messen? Was ist normal und wer bestimmt das? Handelt es sich beim Nachlassen des sexuellen Interesses tatsächlich um einen behandlungsbedürftigen Zustand oder um eine normale, altersbedingte Veränderung? Falls ich mich entscheide, meine sexuelle Lustlosigkeit zu behandeln – was soll ich tun?

Galileo Galilei – der große Astronom des 16. Jahrhunderts – hat das Ziel von Naturwissenschaften einmal so definiert: »Messen, was messbar ist. Was nicht messbar ist, messbar machen.« Versuchen wir also, sexuelle Funktionsstörungen messbar zu machen. Bei Männern ist die Sache wieder einmal sehr viel einfacher. Eine Erektionsstörung liegt nach Aussage der Weltgesundheitsorganisation (WHO) vor, wenn über einen Zeitraum von mindestens sechs Monaten mindestens 70 % der Versuche, einen Geschlechtsverkehr zu vollziehen frustrierend verlaufen, weil es dem Mann nicht gelingt, eine ausreichende Erektion seines Gliedes zu erreichen und/oder aufrechtzuerhalten.

Soweit die harten (männlichen) Fakten. Aber lässt sich weibliche Lustlosigkeit nach ebenso eindeutigen Kriterien definieren? Messen bzw. statistisch ermitteln lässt sich zum Beispiel die Häufigkeit, mit der verheiratete Paare Sex haben. In der Anfangsphase ist die Frequenz natürlich hoch, pendelt sich aber nach einigen Jahren auf ziemlich stabile 1–2-mal pro Woche ein. Wobei die Tendenz eher in Richtung 1-mal pro Woche geht. Heißt dies, dass ich unter Lustlosigkeit leide, wenn ich unter dieser statistischen Norm bleibe? Eher nicht. Statistiken liefern Mittelwerte. Die Schwankungsbreite der ermittelten Zahlen ist dabei enorm. Wenn sie nur 1-mal im Monat Sex haben, diesen aber genießen – wunderbar! Sex soll Spaß machen, aber keine Verpflichtung sein. Und schon gar kein Leistungssport.

Galileo stößt an seine Grenzen

Auch wenn Galileo jetzt vielleicht enttäuscht ist: Ein »Normalwert« für die Häufigkeit sexueller Kontakte lässt sich nicht messen wie Blutdruck, Körpertemperatur oder der Cholesterinspiegel. Wenn Sie so oft Sex haben, dass Sie und Ihr Partner zufrieden sind, dann haben Sie den für sich genau richtigen Normwert gefunden. Und wenn Sie überhaupt keinen Sex haben und dabei auch nichts vermissen, dann ist auch das völlig in Ordnung. Im Gegensatz zu dem, was manche Lifestyle-Experten immer wieder verkünden, ist Sex durchaus kein unabdingbarer Bestandteil einer gesunden Lebensführung. Sie können ohne Sex steinalt werden. Katholische Geistliche, Nonnen und Mönche, deren durchschnittliche Lebenserwartung deutlich höher liegt als die der Gesamtbevölkerung, beweisen uns dies seit Jahrhunderten.

Wenn also die Frequenz sexueller Kontakte nicht zur Diagnose herangezogen werden kann – wann liegt eine FSD vor? Ich möchte folgende Definition vorschlagen: Wenn Ihr sexuelles Interesse und/ oder Ihre sexuellen Aktivitäten gegenüber früher deutlich nachgelassen haben und – dieses Kriterium ist das entscheidende – diese Tatsache von Ihnen als unangenehm empfunden wird, dann sollten Sie etwas dagegen tun. Falls jedoch Sex in Ihrem Leben keine große Rolle (mehr) spielt, Sie dabei aber auch nichts vermissen, besteht diesbezüglich auch keinerlei Handlungsbedarf. Es gibt genügend andere Dinge, mit denen Mann/Frau sich das Leben angenehm gestalten kann.

Falls Sie zu jener Gruppe von Frauen gehören, die das Nachlassen des sexuellen Interesses als Einbuße an Lebensqualität empfinden, dann kommt hier auch gleich die gute Nachricht für Sie. Auch wenn Viagra® für die Frau noch nicht existiert, so gibt es doch vielfältige Möglichkeiten, dem Sexualleben wieder Flügel zu verleihen. Hormone spielen dabei eine entscheidende, allerdings nicht die einzige Rolle.

Wenn die Lust auf die Lust sich nicht einstellen will, so sind nicht immer die inneren Botenstoffe schuld. Manchmal sind es auch die äußeren Umstände. Chronischer Stress ist zum Beispiel ein klassischer Lustkiller. Wenn berufliche oder andere Belastungen so groß werden, dass Sie sie im wahrsten Sinne des Wortes auch abends noch mit ins Bett nehmen, dann bleibt für Sinnlichkeit dort nur noch wenig Platz. Das beste Aphrodisiakum ist in diesem Fall ein freies Wochenende mit Zeit für sich und seinen Partner.

GUT ZU WISSEN

Das FLK-Syndrom

Manchmal ist es allerdings auch der Partner selbst, der zum Problem wird. Erotische Fantasien stellen sich halt nur schwer ein, wenn der ehemalige Traummann so gar nichts mehr ausstrahlt, was erotisch stimulierend ist. Die britische Autorin Vivienne Parry hat dafür in ihrem Buch »Tanz der Hormone« den Begriff FLK-Syndrom geprägt. FLK ist die Abkürzung für »Furchtbar langweiliger Kerl«. Auch in diesen Fall werden Hormone nur wenig ausrichten. Zumindest solange nur Sie sie nehmen und nicht Ihr Partner.

Feuchtgebiete – Trockengebiete

Gehen wir jedoch einmal davon aus, dass die äußeren Umstände ein Sexualleben durchaus zulassen und der Partner an Ihrer Seite kein FLK ist. Welche hormonellen

Gründe kann es dann geben, dass sich die Lust nur noch so selten einstellt?

Ein häufiges Problem – vor allem bei Frauen nach den Wechseljahren – ist die simple Tatsache, dass der Östrogenmangel ein Austrocknen der Scheide bewirkt. Bei einer trockenen Scheide wird jede Art von Geschlechtsverkehr schnell unangenehm, denn die empfindliche Schleimhaut erleidet dabei viele kleine Einrisse. Was früher lustvoll war, ist jetzt nur noch schmerzhaft. Schmerzen wollen wir alle möglichst vermeiden. Kein Wunder also, dass die Lust auf Sex vergeht, wenn dieser zur Qual wird.

So häufig dieses Problem ist, so einfach lässt es sich lösen. Eine lokale Hormontherapie mit östrogenhaltigen Scheidenzäpfchen oder Salben ist in diesem Fall eine gute und sichere Lösung. Durch die lokale Hormonbehandlung baut sich die Scheidenschleimhaut in kurzer Zeit wieder auf, lagert Flüssigkeit ein und wird weich und geschmeidig. Dieser regenerierende Effekt von Östrogenen auf die Scheide bleibt übrigens bis ins hohe und höchste Lebensalter erhalten. Allerdings nur, wenn die Behandlung auch konsequent durchgeführt wird. Zumeist reicht es, 2-mal pro Woche ein Zäpfchen oder etwas Salbe in die Scheide einzuführen. Ansonsten ist es wie mit der Topfblume auf Ihrer Fensterbank. Hören Sie auf zu gießen, ist nach relativ kurzer Zeit alles wieder vertrocknet.

Die lokale Behandlung der Scheide mit Östrogenen hat häufig auch eine beruhigende Wirkung auf die unmittelbar benachbarte Blase. Sie beseitigt aber keine Hitzewallungen und beugt auch nicht der Osteoporose vor. Systemische Wirkungen stellen sich also nicht ein – weder im positiven noch im negativen Sinne.

Risiken und Nebenwirkungen des Beipackzettels

Und nun besorgen Sie sich ein entsprechendes Rezept, holen sich das Präparat aus der Apotheke, lesen den Beipackzettel und sind entsetzt. Stehen doch auf dem Zettel all jene furchtbaren Nebenwirkungen, die auch für die systemischen Hormonpräparate gelten.

Zunächst einmal: Es handelt sich zwar um eine lokale Behandlung, dennoch werden aber über die Scheidenschleimhaut (sehr) geringe Mengen von Hormonen in den Organismus aufgenommen. Diese Tatsache ist für die Sicherheitsbehörden entscheidend, und daher muss das gesamte Nebenwirkungsspektrum auf den Beipackzettel. Die Menge, die dabei in den Blutkreislauf gerät, ist jedoch so gering, dass mit Nebenwirkungen wirklich nicht zu rechnen ist. Und ein weiterer Faktor kommt hinzu. Sie wissen bereits, dass Östrogene nicht gleich Östrogene sind. Das systemisch hochwirksame weibliche Geschlechtshormon ist das β-Östradiol. Für die lokale Scheidenbehandlung wird aber vor allem das Östriol verwendet. Dies ist insgesamt wesentlich schwächer, lediglich auf die Haut und auf die Schleimhäute wirkt es fast genauso gut wie das Östradiol. Und genau darauf kommt es bei einer lokalen Therapie an.

Männliche Hormone für weibliche Lust

Damit Sex funktioniert, sollten die dafür benötigten Organe in einer einigermaßen guten Verfassung sein. Für den Mann bedeutet dies: er benötigt eine ausreichende Erektion. Für die Frau heißt es: ihre Scheide sollte genügend feucht sein. Beides lässt sich medikamentös unterstützen. Damit Sex aber nicht nur funktioniert, sondern auch Spaß macht, muss man einige Etagen höher ansetzen. Die Lust entsteht im Kopf. Ausgelöst wird sie durch Hormone. Das bedeutet: Auch hier lässt sich nachhelfen, wenn Lustlosigkeit zum Problem wird.

Beim Mann sind es die Androgene, die seine Libido steuern, und in diesem Punkt unterscheiden sich die Geschlechter ausnahmsweise nicht. Auch bei Frauen sind es die männlichen Geschlechtshormone, die für Lust und Begehren verantwortlich sind. Denn Frauen besitzen eben nicht nur weibliche, sondern auch männliche Geschlechtshormone. Die Androgene sind neben den Östrogenen und den Gestagenen die dritte – und häufig vernachlässigte Gruppe von Geschlechtshormonen der Frau. Und wie alle anderen Hormone

GUT ZU WISSEN

High-T-Women

Immer wieder werden in der Laienpresse mehr oder weniger wissenschaftliche Studien zitiert, die den Erfolg von Männern in Bezug zu ihren Hormonspiegeln setzen. Und das gilt nicht nur für das Sexual- sondern auch für das Geschäftsleben. So konnte etwa für Börsenmakler gezeigt werden, dass diese umso mehr Gewinn erwirtschaften, je höher ihre Testosteronspiegel sind.

Nun ist ja das Berufs- und Geschäftsleben längst keine alleinige Domäne der Männer mehr. In Spitzenpositionen von Wirtschaft und Politik finden sich immer mehr Vertreterinnen des weiblichen Geschlechts. Zeichnen auch diese sich durch hohe Testosteronspiegel aus? Manches deutet darauf hin – zumindest, wenn man einigen Studien glauben darf,

die geschäftlich erfolgreichen Amerikanerinnen überdurchschnittlich hohe Androgenspiegel attestierten. Aggression, Konkurrenzverhalten und Durchsetzungsvermögen galten lange als typisch männliche Eigenschaften. Hervorgerufen werden sie jedoch nicht durch das eher kümmerliche männliche Y-Chromosom, sondern durch die hohen Spiegel männlicher Geschlechtshormone. Ob das männliche »Powerhormon Testosteron« auch tatsächlich das Geheimnis der »Powerfrauen« ist, müssen erst noch weitere Studien zeigen. Jedenfalls werden in der amerikanischen Geschäftswelt bereits heute besonders erfolgreiche Karrierefrauen teils ironisch, teils bewundernd als »High-T-Women« bezeichnet. T wie Testosteron.

können auch die Androgene nicht nur Probleme machen, wenn sie zu hoch, sondern auch wenn sie zu niedrig sind. Die Folge zu niedriger Androgenspiegel bei Frauen ist in erster Linie der Libidoverlust. Auch eine allgemeine Antriebsarmut kann aus dem Mangel an männlichen Hormonen resultieren.

Wie kommt Frau an Androgene?

Nach allem, was wir gesagt haben, ist bereits klar, wie sich der Libidoverlust am besten therapieren lässt: durch den Ersatz der fehlenden Androgene. Dazu gibt es verschiedene Möglichkeiten. Eine sehr schonende Form des Androgenersatzes bei Frauen stellt die Gabe von DHEA (siehe S. 79) dar. Sollte die Gabe von DHEA nicht den gewünschten Effekt erzielen, kommt Testosteron zum Einsatz. Näheres dazu erfahren Sie ab S. 121.

Testosteron erhöht die Libido. Das hat Vorteile, löst aber nicht alle Probleme. Sex ist Teil einer guten Beziehung, nicht die Lösung für eine schlechte. Und eine Testosteronsubstitution ist auch nicht »die Revolution des Sexuallebens«, wie sie in manchen bunten Blättern beschrieben wird. Das sexuelle Interesse wird wiederhergestellt, aber deshalb nicht unbedingt die Neugier auf Dinge geweckt, die Sie auch vorher nicht erregten. Vergleichen Sie es mit Ihrem CD-Player. Testosteron schiebt den Lautstärkeregler für sexuelles Verlangen hoch. Aber es wechselt nicht die CD.

Trotzdem berichten nicht wenige Frauen, die mit einer Testosteronsubstitution begonnen haben, dass sich nicht nur ihr Sexualleben, sondern ihr Gesamtbefinden merklich gebessert hat. Das liegt nicht zuletzt daran, dass Testosteron auch eine allgemeine Antriebssteigerung bewirkt. Hinzu kommt, dass ein erfülltes Sexualleben offensichtlich auch auf viele andere Bereiche des Lebens ausstrahlt. Wer sich begehrt fühlt, fühlt sich besser. Und wer sich besser fühlt, arbeitet meistens auch besser und produktiver.

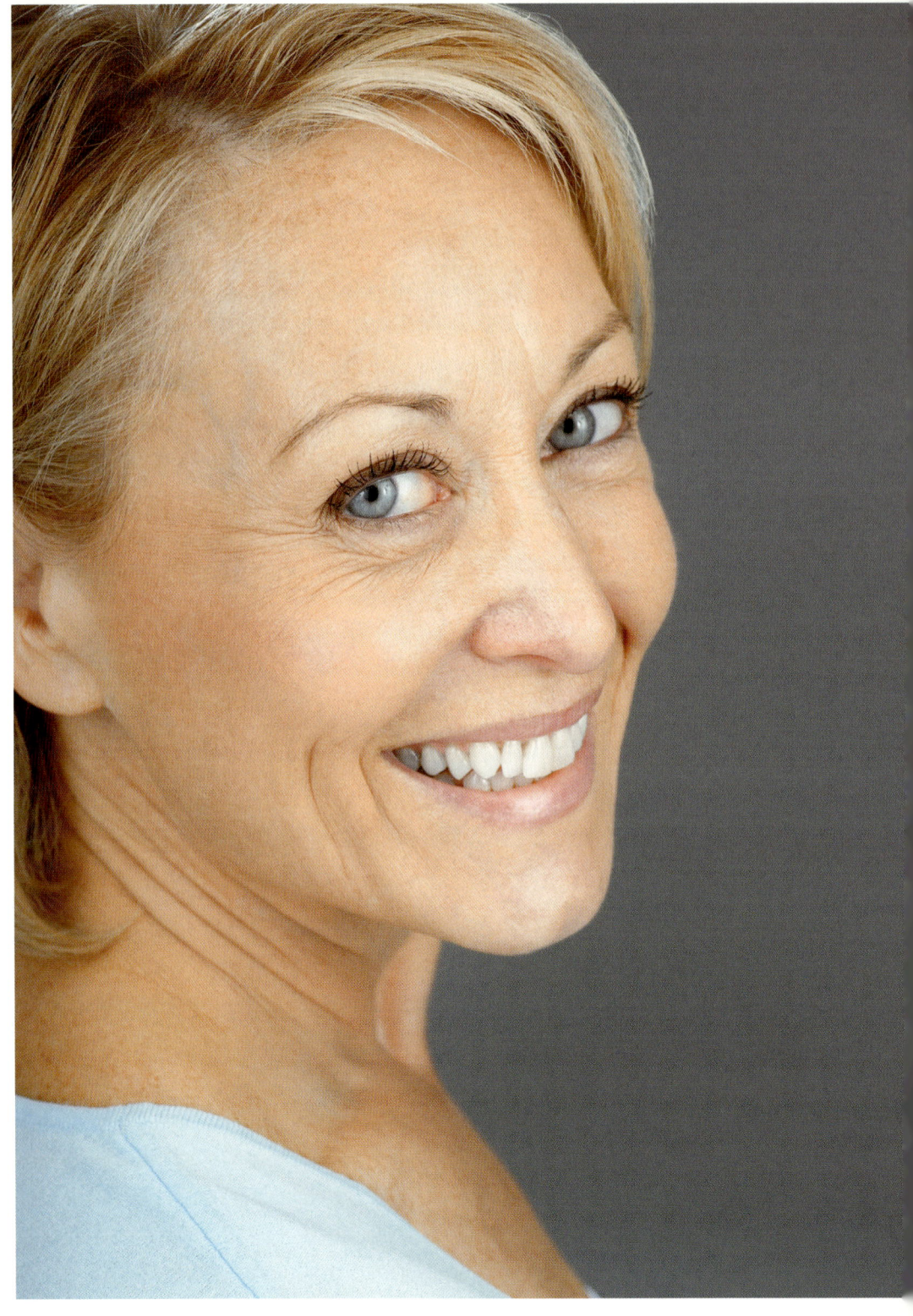

Die Wechseljahre

Über Jahrzehnte hinweg steuern die Eierstöcke jene hormonellen Zyklen, die die fruchtbaren Jahre einer Frau bestimmen. Die Eierstöcke weisen jedoch eine Besonderheit auf, die man sonst im menschlichen Körper kaum findet: Sie sind Organe auf Zeit.

Ruhestand mit Hindernissen

Etwa mit Ende 40, Anfang 50 verabschieden sich die Eierstöcke in den Ruhestand. Allerdings tun sie dies nicht von heute auf morgen, sondern über einen längeren Zeitraum von etwa 6 Monaten bis 2 Jahren. In der Anfangsphase dieses Umstellungsprozesses produzieren die Eierstöcke zunächst weniger Hormone, der Eisprung wird unregelmäßig und bleibt in manchen Zyklen ganz aus.

Diese Phase der beginnenden Wechseljahre ist gekennzeichnet durch stark schwankende Hormonspiegel. Der Grund dafür liegt in dem bereits beschriebenen Regelkreis der Hormonproduktion. Dieser verhindert, dass sich die Eierstöcke »einfach so zur Ruhe setzen«. Registriert der Hypothalamus ein Nachlassen der Hormonproduktion der Eierstöcke, so schüttet er über die Hirnanhangdrüse vermehrt stimulierende Hormone aus. Man kann die Situation mit einer Kutschfahrt vergleichen, bei der der Hypothalamus als Kutscher merkt, dass seine Pferde (die Eierstöcke) lahm werden und deshalb zur Peitsche (den stimulierenden Hormonen) greift. Anfangs hat diese Maßnahme den gewünschten Erfolg: Die Eierstöcke mobilisieren noch einmal letzte Reserven. Irgendwann sind diese erschöpft und die Eierstöcke nicht mehr in der Lage, weitere Hormone zu produzieren. Da hilft es auch nicht, dass der Kutscher nun immer häufiger und fester zur Peitsche greift und die FSH-Konzentration im Blut auf enorme Höhen treibt. Die Eierstöcke sind ausgebrannt, die Fahrt ist zu Ende.

In Kapitel über Zyklusstörungen (siehe S. 44) haben Sie erfahren, wie hormonelle Schwankungen zu unregelmäßigen Blutungen führen. Blutungsstörungen sind jedoch nicht die einzigen Beschwerden, die während der Wechseljahre auftreten können. Der Hypothalamus weist als wichtigstes Steuerorgan für die hormonellen Abläufe im Körper vielfältige Verbindungen zu den Zentren, die Kreislauf und Körpertemperatur regulieren. Darüber hinaus ist er auf das Engste mit dem »Limbischen System« verknüpft, das als das Gefühlszentrum gilt.

Aus dieser Tatsache erklärt sich, dass die mit den Wechseljahren verbundenen hormonellen Schwankungen zu psychovegetativen Störungen führen können. Die Betonung liegt dabei allerdings auf »können«. Das Auftreten solcher Beschwerden ist keineswegs zwangsläufig. Lediglich ein Drittel aller Frauen in den Wechseljahren leidet unter heftigen Beschwerden, ein weiteres Drittel verspürt gelegentlich leichte Symptome und ein weiteres Drittel durchlebt diese Phase völlig beschwerdefrei.

Hitzewallungen

Die häufigste vegetative Störung, die geradezu zu einem Synonym für Wechseljahresbeschwerden geworden ist, ist die Hitzewallung. Sie betrifft zumeist die obere Körperhälfte, steigt zum Kopf auf und kann von einer starken Rötung mit anschließendem Schweißausbruch begleitet sein. Die Wallung dauert oft weniger als eine Minute, ihr kann sich ein unangenehmes Kältegefühl anschließen.

Sowohl die Häufigkeit als auch die Intensität der Hitzewallungen unterliegt großen Schwankungen. Von seltenen Hitzeanflügen bis hin zu 50–60 schweren Attacken pro Tag, die ein mehrfaches Wechseln der klatschnassen Wäsche erfordern, sind alle Verläufe möglich. Hitzewallungen können auch nachts auftreten und sind dann besonders lästig, weil sie den Schlaf empfindlich stören.

Liegt es an der Persönlichkeit?

Ob Sie zu der Gruppe gehören, die unter Hitzewallungen zu leiden hat oder ob Sie von diesen lästigen Begleiterscheinungen verschont bleiben, lässt sich nur schwer vorhersagen. Versuche, typische Persönlichkeitsmerkmale von Frauen zu identifizieren, die zu Wechseljahresbeschwerden prädestinieren, haben sich als wenig aussagekräftig erwiesen. Gut gesichert ist lediglich, dass Frauen, die viel Sport treiben, vor Hitzewallungen besser geschützt sind. Offensichtlich wird durch den Sport

das Temperaturzentrum des Körpers »trainiert«, sodass dann auch in den Wechseljahren die Thermoregulation besser funktioniert. Richtig ist auch sicherlich die Beobachtung, dass ein ängstliches Warten auf klimakterische Beschwerden diese eher eintreten lässt. Ansonsten aber gilt das Fazit: Frauen, die unter Hitzewallungen leiden, sind keine Mimosen oder gar Neurotikerinnen, sondern einfach nur Frauen, die unter Hitzewallungen leiden. Und Frauen, die nicht unter Hitzewallungen leiden, sind keine besonders belastbaren Powerfrauen, sondern eben Frauen, die nicht unter Hitzewallungen leiden. Dabei sollte man es belassen.

Neben den Hitzewallungen können noch eine Reihe weiterer psychovegetativer Störungen auftreten. Hierzu gehören insbesondere Schlafstörungen, Schwindelgefühle und Herzjagen. Selten – aber dafür umso irritierender – sind sogenannte Parästhesien. Dabei handelt es sich um Empfindungsstörungen, die ein einzelnes Bein, einen Arm oder auch eine ganze Körperhälfte betreffen können und zumeist als »Kribbeln« oder »Ameisenlaufen« beschrieben werden. Auch psychische Veränderungen können auftreten. Ängstlichkeit, Nervosität, zunehmende Gereiztheit oder depressive Verstimmungen bestimmen dann das Bild.

All diese Symptome sind Ausdruck des hormonellen Umstellungsprozesses beziehungsweise hormoneller Schwankungen, die mit den Wechseljahren einhergehen. Entsprechende Beschwerden können bereits vor Ausbleiben der Regel auftreten. Auch ein normaler Hormonstatus, also das Vorliegen ausreichender Hormonspiegel in einem Bluttest, schließt nicht aus, dass die Wechseljahre bereits begonnen haben, da ja die Hormonspiegel stark schwanken können und vielleicht zum Zeitpunkt der Abnahme nur gerade zufällig besonders hoch waren. Hormontests sind in dieser Phase daher nicht besonders aussagekräftig und sollten nur mit Vorsicht interpretiert werden.

Lästig, aber nicht gefährlich

Es gibt aber auch eine gute Nachricht über psychovegetative Beschwerden in den Wechseljahren. Sie stellen nämlich keinerlei gesundheitliche Gefährdung dar. Selbst dramatisch erscheinende Symptome, wie ein anfallsweises Herzjagen, führen nicht zu organischen Schädigungen und beeinträchtigen nicht die Lebenserwartung. Hinzu kommt, dass alle diese lästigen Erscheinungen auch unbehandelt irgendwann von selber aufhören, nämlich dann, wenn die hormonelle Umstellung abgeschlossen ist. Hormontest sind in dieser Phase daher

nicht besonders aussagekräftig und sollten nur mit Vorsicht interpretiert werden.

Das heißt nun aber nicht, dass Sie Wechseljahresbeschwerden einfach ertragen müssen. Auch wenn diese Störungen nicht gefährlich sind, so können sie doch lästig sein. Und die Tatsache, dass sie keinen Einfluss auf die Lebenserwartung haben, bedeutet nicht, dass sie nicht zu einer deutlichen Einschränkung der Lebensqualität führen können. Daher ist der alte Ratschlag einer männlich geprägten Gynäkologenschaft »Da muss man durch« genauso unsinnig wie seine moderne Variante »Da muss frau durch«, mit der eher feministisch gesinnte Kreise den Einsatz von Hormonen in den Wechseljahren ablehnen.

Wenn Ihnen leichte psychovegetative Beschwerden in den Wechseljahren nichts ausmachen – gut so. Wenn die Beschwerden aber Ihre Lebensqualität deutlich beeinträchtigen, so sollten Sie auf jegliches falsches Heldentum verzichten. Mit der modernen Hormonersatztherapie lassen sich all diese Beschwerden nahezu vollständig beseitigen. Allerdings ist diese Hormonersatztherapie nicht unumstritten. Grund genug, sich diesem Thema ab Seite 100 etwas eingehender zu widmen.

Vorzeitige Wechseljahre

Die Aussage, dass die Wechseljahre keine Krankheit sind, sondern ein normaler hormoneller Umstellungsprozess, ist sicherlich richtig. Dass dieser Umstellungs-

prozess mit erheblichen Beschwerden einhergehen kann, ist ebenfalls bekannt. Diese Beschwerden sind übrigens nicht direkt vom Alter abhängig, in dem die Wech-

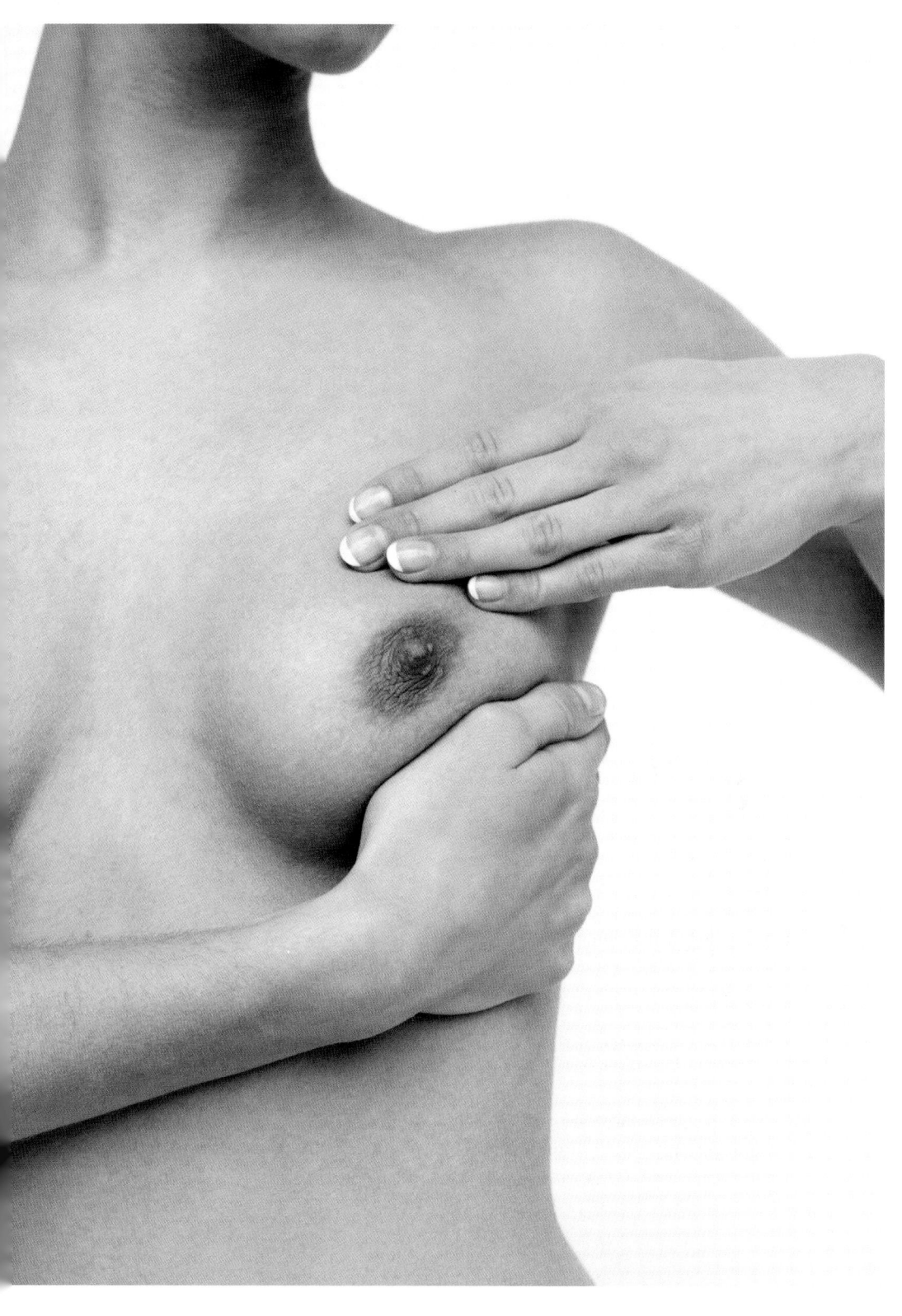

seljahre beginnen. Was also ist, wenn die Wechseljahre nicht wie üblich um das fünfzigste Lebensjahr herum, sondern bereits deutlich früher auftreten?

Etwa 3–5 % aller Frauen erleben, dass ihre Eierstockfunktion schon vor dem vierzigsten Lebensjahr erlischt. Die Gründe für diese vorzeitig eintretenden Wechseljahre sind vielfältig. Gelegentlich liegen ihnen genetische Ursachen zugrunde. In den meisten Fällen sind es jedoch Autoimmunprozesse, welche die Eierstöcke in ihr vorzeitiges Ende treiben. Bei diesen Autoimmunerkrankungen wendet sich das Abwehrsystem des Körpers gegen seine eigenen Organe. Frauen sind von Autoimmunerkrankungen wesentlich häufiger betroffen als Männer.

Zu vorzeitigen Wechseljahren kommt es natürlich auch, wenn die Eierstöcke operativ entfernt werden müssen. Häufig fallen dann die Beschwerden sogar besonders heftig aus, da der Umstellungsprozess ja nicht allmählich erfolgt, sondern der Hormonentzug von einem Tag auf den anderen spürbar wird. Auch die im Rahmen von Krebserkrankungen erforderlichen Chemotherapien können die Eierstöcke so schädigen, dass die Wechseljahre vorzeitig eintreten. Und schließlich ist auch noch eine weitere Ursache gut gesichert: Raucherinnen kommen im Schnitt etwa 2 Jahre früher in die Wechseljahre als ihre nicht rauchenden Geschlechtsgenossinnen. Grund dafür sind die gefäßschädigenden Wirkungen des Nikotins, die sich natürlich auch auf die Blutversorgung der Eierstöcke auswirken.

Leider sind die meisten Ursachen für vorzeitige Wechseljahre nicht beeinflussbar. Abgesehen vom Verzicht auf Nikotin gibt es nur wenige Möglichkeiten, die Lebenszeit der Eierstöcke zu verlängern. Wirksame Therapien, um bei vorzeitig eingetretenen Wechseljahren die Eierstöcke wieder zu reaktivieren, gibt es ebenfalls nicht.

Die Hormonersatztherapie hilft

Allerdings lassen sich die von den Eierstöcken produzierten Hormone inzwischen problemlos ersetzen (siehe S. 100). Dies sollte vor allem bei vorzeitig eingetretenen Wechseljahren auch unbedingt geschehen. Es lässt sich darüber streiten, ob Frauen mit 50 oder 60 Jahren eine Hormonersatztherapie durchführen sollten. Wer jedoch bereits vor dem vierzigsten Lebensjahr in die Wechseljahre kommt, der sollte auf eine derartige Therapie keinesfalls verzichten. Bei einer durchschnittlichen Lebenserwartung von über 80 Jahren für Frauen in der westlichen Welt ist es sicherlich nicht natürlich, mehr als vier Jahrzehnte in einer Hormonmangelsituation zu verbringen. Der Ersatz der fehlenden Hormone ist hier also die Wiederherstellung der natürlichen Verhältnisse.

Und wenn Frau noch ein Kind möchte?

Schwieriger wird es, wenn es um das Thema Kinderwunsch geht. Die fehlenden Hormone zu ersetzen, ist inzwischen kein Problem mehr. Einen Eisprung an einem

Eierstock auszulösen, der sich in die Wechseljahre verabschiedet hat, gestaltet sich allerdings extrem schwierig. Inzwischen gibt es jedoch einen Laborwert, der Aussagen darüber erlaubt, ob noch stimulierbare Eizellen zur Verfügung stehen. Das sogenannte Anti-Müller-Hormon (AMH) wird von den heranwachsenden Eibläschen des Ovars gebildet. Damit ist es ein idealer Marker für die Frage, ob noch ein Eisprung erfolgen kann oder nicht. Dieses ist insbesondere für ältere Frauen von Bedeutung, die sich noch für eine IVF-Behandlung (künstliche Befruchtung) interessieren. Die Bestimmung des Anti-Müller-Hor-

mons erlaubt auch eine Aussage darüber, wann in etwa die Wechseljahre eintreten werden. Im Gegensatz zu vielen anderen Hormonen, die zyklischen Schwankungen unterliegen, wird das Anti-Müller-Hormon gleichmäßig gebildet. Daher kann es zu jedem beliebigen Zeitpunkt des Menstruationszyklus untersucht werden. Folgende Werte sind normal:

- uneingeschränkte Fruchtbarkeit:
  1–8 µg/l
- beginnender Funktionsverlust der Eierstöcke: 0,4–1,0 µg/l
- Fruchtbarkeit erloschen: weniger als 0,4 µg/l

Gesundheit, Lachen, Sex: Wie Hormone unser Altern bestimmen

Hormone beeinflussen uns in verschiedensten Bereichen. Sie haben Teil am Alterungsprozess und sind an der Entstehung der häufigsten Alterserkrankungen wie Osteoporose, Arterioskloerose und der Alzheimer-Demenz beteiligt. Doch wir sind unseren Hormonen nicht hilflos ausgeliefert. Wir haben mit unserer Lebensführung die Möglichkeit, Einfluss zu nehmen.

Anti-Aging – für immer jung durch Hormone?

Jeder will es werden, keiner will es sein: alt. Für immer mehr Menschen gilt, dass sie so spät wie möglich sterben wollen – und das so jugendlich wie möglich. Damit ihnen dies gelingt, gibt es inzwischen einen eigenen Medizinzweig, die Anti-Aging-Medizin. Sie hat es sich zur Aufgabe gemacht, den Alterungsprozess an sich zu stoppen – oder ihn zumindest zu verlangsamen.

Das klingt zunächst einmal recht großsprecherisch. Und in der Tat haftet der Anti-Aging-Medizin immer noch der Ruf einer etwas halbseidenen Modeerscheinung an. In ihrer seriösen Form hat sie sich allerdings inzwischen als wichtiger Teil unseres Gesundheitswesens etabliert. Denn Altern ist erwiesenermaßen der Hauptrisikofaktor für fast all jene gesundheitlichen Probleme, die unser Schicksal im 21. Jahrhundert bestimmen. Ob Herz-Kreislauf-Erkrankungen, Osteoporose oder

Alzheimer-Demenz – je älter Sie werden, umso mehr sind Sie gefährdet, eine oder gar mehrere dieser Erkrankungen zu bekommen.

Altern – ein beeinflussbarer Prozess

Lange galt Altern als unabwendbares Schicksal. Doch inzwischen hat die Wissenschaft viele Erkenntnisse darüber gewonnen, wie und warum wir altern. Je besser ein Vorgang verstanden ist, umso eher sind wir auch in der Lage, ihn zu beeinflussen. Diese Grundregel gilt auch für den Alterungsprozess.

Wie viele Erkrankungen, so hat auch die »Krankheit Altern« nicht nur eine einzelne, sondern vielfältige Ursachen. Zu den inzwischen bekannten Alterungsfaktoren gehören zum Beispiel die »freien Radikale«. Diese aggressiven Moleküle zeichnen sich dadurch aus, dass ihnen auf ihrer Elektronenhülle ein einzelnes Elektron fehlt. Das allein gebliebene Elektron setzt nun alles daran, sein Singledasein zu beenden. Dazu versucht es, das fehlende zweite Elektron aus einer anderen Verbindung zu sich herüberzureißen. Dadurch schädigt es wiederum die andere Verbindung, macht sie teilweise ihrerseits zu einem freien Radikal und verursacht somit in einer Art Dominoeffekt Schädigungen an Zellen und Geweben. In der Sprache der Chemie nennt man diesen Vorgang der Elektronenübertragung Oxidation. Es ist der gleiche Prozess, der Eisen rosten und Fette ranzig werden lässt.

Als weiterer Alterungsprozess hat man vor allem in den letzten Jahren chronisch niederschwellige Entzündungsprozesse identifiziert. Die Fähigkeit, schädliche Keime im Rahmen eines akuten Entzündungsprozesses zu bekämpfen, ist wichtig für unsere Gesundheit. Oftmals ist sie sogar lebensrettend. Wenn Entzündungsreaktionen jedoch nicht abklingen, sondern chronisch auf einem niedrigen Niveau über Jahre hinweg anhalten, so wird dies zu einer Belastung für unseren Körper. Ähnlich wie die freien Radikale, so schädigen auch solche Entzündungsreaktionen unsere Gewebe und Organe.

Eine noch immer nicht ganz unumstrittene, gleichwohl sehr einflussreiche Alterungstheorie ist die sogenannte neuroendokrine Theorie. Sie sieht als entscheidenden Faktor für den Alterungsprozess das Absinken bestimmter Hormone. Auf einen kurzen Nenner gebracht, heißt dies: Nicht weil wir altern, sinken die Hormonspiegel ab, sondern weil die Hormone absinken, altern wir. Logischerweise lautet daher ihr Therapieansatz: Ersatz aller im Alter absinkenden Hormone und Wiederherstellung »jugendlicher« Hormonspiegel.

In den Abschnitten über die Wechseljahre (siehe S. 40, 72) beschäftigen wir uns ausführlich mit der Frage, inwieweit der Ersatz von Östrogenen und Gestagenen klimakterische Beschwerden lindern kann. Der Ersatz dieser Hormone hat vielfältige vorbeugende Wirkungen auf fast alle wichtigen Organerkrankungen. Wenn es also ein »Antig-Aging-Königshormon« gibt, so ist es sicherlich das Östrogen. Aber daneben gibt es noch eine ganze Reihe weiterer Botenstoffe, die ebenfalls als Jungbrunnenhormone gehandelt werden. Schauen wir uns im Folgenden die wichtigsten von ihnen an.

DHEA – die Mutter aller Hormone

Dehydroepiandrosteron, abgekürzt DHEA, ist so etwas wie ein Anti-Aging-Modehormon. In den USA, wo es frei verkäuflich ist, wird es in Drogerien, Vitaminshops und über das Internet vertrieben. Millionen von Amerikanern schlucken DHEA unkontrolliert, weil sie sich davon verjüngende, leistungs- oder potenzsteigernde Effekte erwarten.

Vor einem solchen Missbrauch von Hormonen kann man nur warnen. Hormone sind keine harmlosen Nahrungsergän-

GUT ZU WISSEN

Resveratrol – der Jungbrunnen aus der Rotweinflasche

Die Basis jeder Anti-Aging-Strategie ist zunächst einmal eine gesunde Lebensführung. Eine ausgewogene Ernährung, ausreichende Bewegung und der Verzicht auf Nikotin sind das Minimalprogramm für jeden, der gesund alt werden will. Mit einer gezielten Zufuhr bestimmter Nahrungsergänzungsmittel (zum Beispiel von Omega-3-Fettsäuren) und dem Ersatz der fehlenden Hormone lässt sich das Vorhaben zusätzlich unterstützen.

Aber tief in uns drin sitzt natürlich der Wunsch, noch mehr zu erreichen. Den Jungbrunnen, den die Menschheit seit Jahrhunderten sucht, gibt es ihn nicht vielleicht doch irgendwo? Wissenschaftler der Harvard-Universität glauben jedenfalls, ihn tatsächlich entdeckt zu haben. Und zwar in einer Rotweinflasche. Die in Rotwein in hohen Konzentrationen enthaltene Substanz Resveratrol aktiviert in Körperzellen sogenannte Sirtuine. Die Hauptaufgabe dieser Sirtuine ist es, Schäden an unserem Erbgut zu beheben. Bei einer Vielzahl von Lebewesen – vom Fadenwurm über Fische bis hin zu niederen Wirbeltieren – wurde inzwischen die Wirkung von Resveratrol überprüft. In allen Fällen führte der Rotweinextrakt dazu, dass die Tiere deutlich länger und gesünder lebten. Allerdings braucht es dazu größere Mengen an Resveratrol als in den täglich empfohlenen ein bis zwei Glas Rotwein enthalten sind. Durch ein entsprechendes Nahrungsergänzungsmittel (z. B. Resverol®) lässt sich dieses Problem lösen. Aber es sind noch viele weitere Untersuchungen nötig, damit das Potenzial dieses spannenden Rotweininhaltsstoffes vollständig erfasst werden kann. Erstmals hat die Anti-Aging-Medizin aber tatsächlich eine Substanz gefunden, mit der sich unter wissenschaftlichen Studienbedingungen eine deutliche Lebensverlängerung erzielen lässt. Wilhelm Busch hatte also durchaus recht mit seiner Behauptung »Rotwein ist für alte Knaben eine von den besten Gaben«. Für die Mädels sämtlicher Altersgruppen gilt dies natürlich auch.

zungsmittel, die bei überhöhter Dosierung allenfalls einen besonders teuren Urin produzieren, ansonsten jedoch keinen Schaden anrichten. Ein Zuviel an Hormonen kann mindestens ebenso negative Folgen haben wie ein Zuwenig. Die wahllose Einnahme dieser Substanzen ohne vorherige Diagnostik widerspricht allen medizinischen Grundsätzen. Hormone werden ersetzt, wenn sie fehlen und dieser Mangel gesundheitliche Nachteile hat. Um diese festzustellen, brauchen Sie einen endokrinologisch versierten Arzt. Und nur dieser sollte auch hormonelle Therapien einleiten und überwachen. Das gilt auch für das scheinbar so harmlose DHEA.

Geschlechtsspezifische Unterschiede

DHEA ist ein Hormon, das hauptsächlich in der Nebennierenrinde gebildet wird. Seine

Hauptfunktion ist die eines Vorläuferhormons. Es stellt eine Art Reservedepot für Östrogene, Progesteron und Androgene dar. Insofern ist es nicht nur die »Mutter aller Hormone«, sondern auch der Botenstoff mit der höchsten Konzentration im menschlichen Körper. Interessant ist dabei, dass Mann und Frau DHEA unterschiedlich verstoffwechseln: Männer machen aus DHEA hauptsächlich Östrogene, Frauen erzeugen daraus überwiegend Androgene.

Aus dieser Tatsache ist bereits ersichtlich, welches der hauptsächliche Nutzen von DHEA für Frauen ist. Zur Behandlung eines milden Androgenmangels gibt es kaum eine geeignetere Substanz als das Nebennierenhormon. Zeichen eines Androgenmangels sind im Wesentlichen eine allgemeine Antriebsarmut und insbesondere der Libidoverlust, also das Nachlassen des sexuellen Interesses. Im Abschnitt ab S. 64 befassen wir uns mit diesem Thema ausführlich.

Aber auch bei dem eindeutigen Vorliegen einer entsprechenden Symptomatik sollte mittels eines Hormontests überprüft werden, ob es tatsächlich ein Mangel an DHEA ist, der für die Probleme verantwortlich ist. Antriebsarmut und sexuelles Desinteresse können durchaus auch andere Ursachen haben. Und eine Überdosierung von DHEA lässt die männlichen Hormone über das Ziel hinausschießen. Zu den Zeichen einer derartigen Hyperandrogenämie gehören Haarausfall, vermehrte Körperbehaarung und eine zunehmend fettige, unreine Haut (Seborrhö). Die Bestimmung von DHEAS, der Sulfatform des DHEA, erlaubt eine recht genaue Aussage über dessen Konzentration im menschlichen Körper. Damit lässt sich auch die Menge an DHEA berechnen, die für einen Hormonausgleich erforderlich ist. Selten sind dabei für Frauen höhere Dosierungen als 10 oder 25 Milligramm täglich notwendig.

Ein Anti-Stress-Hormon

Ob DHEA neben seiner Funktion als Vorläuferhormon auch eine eigenständige Wirkung besitzt, ist immer noch umstritten. Der Nachweis von DHEA-Rezeptoren in unterschiedlichen Geweben legt diese Vermutung aber zumindest nahe. In einer ganzen Reihe von Studien konnten darüber hinaus für DHEA neben der Libidosteigerung auch eine Verbesserung der geistigen Leistungsfähigkeit sowie immunstimulierende und antientzündliche Wirkungen nachgewiesen werden. Daneben ist DHEA auch der Gegenspieler des Cortisols, das vor allem für die chronische Stressreaktion in unserem Körper verantwortlich ist. Sollte es tatsächlich so etwas wie ein »Anti-Stress-Hormon« geben, so kommt das DHEA ihm sicherlich am nächsten. Und schließlich zeigen Untersuchungen an gesunden Hundertjährigen, dass hohe DHEA-Spiegel im Alter zu den »Biomarkern der Langlebigkeit« gehören.

Es spricht also vieles dafür, erniedrigte DHEA-Spiegel auszugleichen. Dabei muss aber immer wieder betont werden: Ausgleich bedeutet den Ersatz fehlender Hormone und nicht das künstliche Herbeiführen überhöhter Hormonspiegel. Das erste ist Anti-Aging, das zweite ist Doping.

81

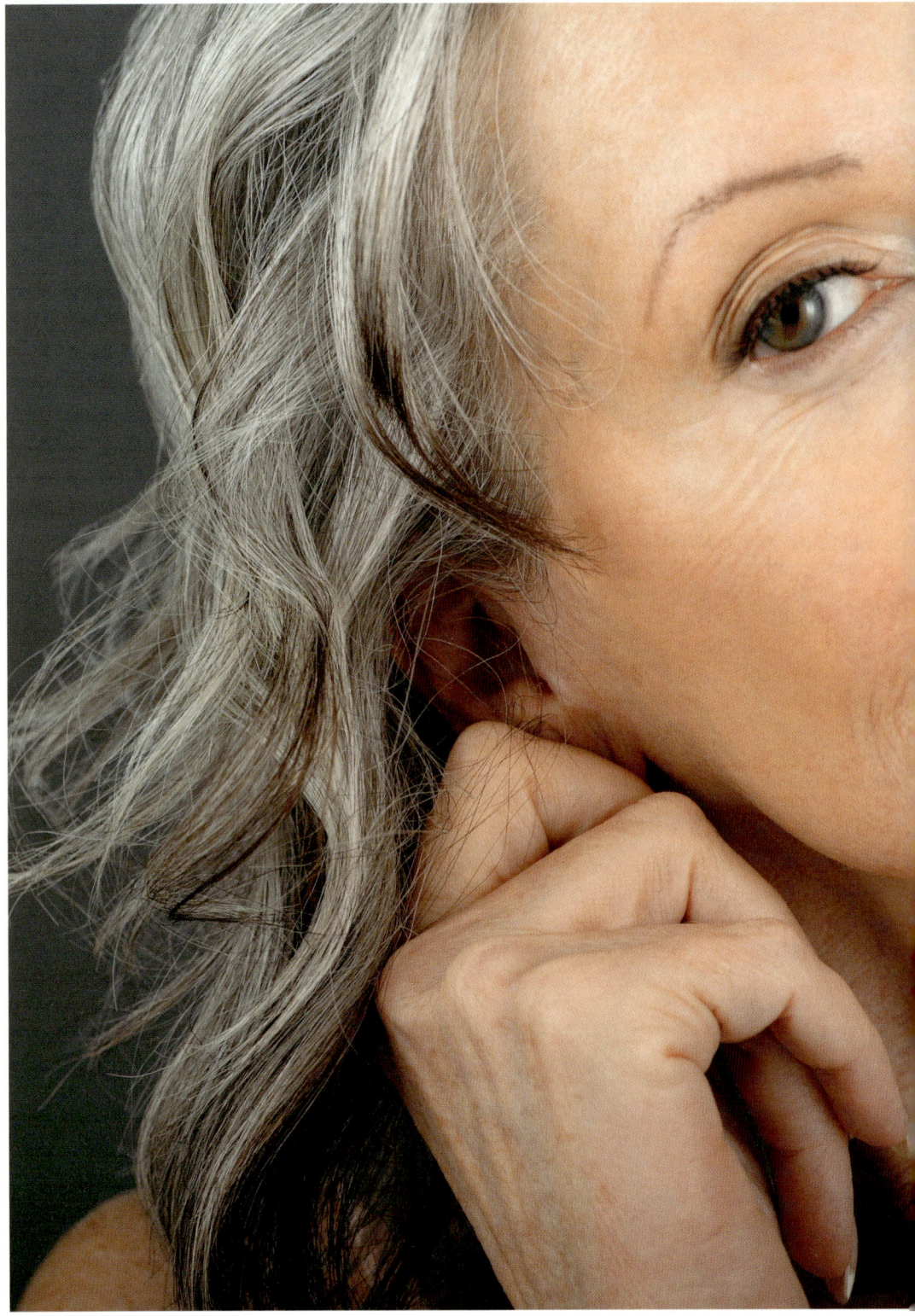

Wachstumshormon – Königs-hormon der Anti-Aging-Medizin?

Vor allem in der amerikanischen Anti-Aging-Medizin gilt das Wachstumshormon (englisch: Human Growth Hormone, HGH) als das Anti-Aging-Königshormon schlechthin. Machen Sie sich einmal die Mühe und geben dem Begriff »HGH« bei einer Internet-Suchmaschine ein. Sie werden schnell sehen, welche Bedeutung das Wachstumshormon jenseits des Atlantiks hat. Ganze Kliniken machen dort inzwischen nichts anderes, als Menschen, die dem Alterungsprozess ein Schnippchen schlagen wollen, auf HGH einzustellen. Ob dies tatsächlich eine sinnvolle Maßnahme ist, daran gibt es Zweifel.

Gebildet wird das Wachstumshormon von der Hypophyse, die wir bereits als die hormonelle Steuerungszentrale unseres Gehirns kennengelernt haben. Wie der Name bereits sagt, ist HGH hauptsächlich für Wachstumsprozesse zuständig. Daher ist seine Konzentration im Kindes- und Jugendalter auch am höchsten. Sehr selten gibt es bei Kindern eine Erkrankung, die dazu führt, dass sie Wachstumshormon nicht oder nicht ausreichend bilden. Derartige Kinder werden unbehandelt niemals eine normale Körpergröße erreichen. Heute kann man diese Erkrankung jedoch frühzeitig erkennen und sie durch die Gabe von HGH vermeiden. Diese Substitution ist auch das klassische Einsatzgebiet dieser Substanz.

Weniger Fett – mehr Muskeln

Seit etwa 20 Jahren wird in den USA alternden Männern Wachstumshormon gespritzt. Die zeigten sich von den Folgen begeistert: Das Bauchfett wurde weniger, die Muskelmasse nahm zu. Auch Libido und Leistungsbereitschaft stiegen. Was kann man sich als alternder Mann Schöneres vorstellen? Das Bekanntwerden dieser Effekte brachte einen Stein ins Rollen, der bald schon eine Lawine auslöste. Trotz magerer Studienlage zu den Wirkungen überrollte die Botschaft »Werde jung durch Wachstumshormon« das Land und bescherte den Herstellern traumhafte Umsätze.

Verständlich ist das. Mit Wachstumshormon werden ja nicht nur irgendwelche Risikofaktoren beeinflusst, die man allenfalls laborchemisch nachweisen kann. Vielmehr bemerken Männer, die sich Wachstumshormon spritzen, durchaus spür- und sichtbare Veränderungen. Die Zunahme von Muskelmasse bei gleichzeitiger Abnahme des Fettgewebes gehört zu den gut gesicherten Wirkungen von HGH. Gleichzeitig nimmt auch die Knochendichte zu. Dies ist sicherlich ein schöner Effekt. Er zeigt, dass HGH ein potentes Anabolikum ist. Zu einer Anti-Aging-Substanz wird es dadurch allerdings noch nicht.

Ungünstige Effekte auf den Zucker-stoffwechsel und das Krebsrisiko

Schauen wir uns die Wirkung von HGH auf der Stoffwechselebene an, so kommt man sogar zu einem eher gegenteiligen Eindruck. Wachstumshormon wirkt sich ungünstig auf den Glukose- und den Insulinstoffwechsel aus. Das Risiko steigt, an einem metabolischen Syndrom oder an Diabetes zu erkranken.

Wie jedes Anabolikum, so regt auch HGH ganz allgemein das Wachstum von Zellen an. Bei jungen Menschen ist dies zumeist problemlos. Je höher allerdings das Lebensalter ist, umso höher ist auch die Gefahr, dass nicht nur gutartige, sondern auch bösartige Zellen in ihrem Wachstum gefördert werden. Das Krebsrisiko nimmt also ebenfalls zu. Dieser Verdacht wird nicht zuletzt auch dadurch gestützt, dass Wachstumshormon seine Wirkung nicht direkt entfaltet, sondern vor allem durch sein Stoffwechselprodukt Insulin-Like Growth Factor (IGF1), das in der Leber entsteht. Erhöhte IGF1-Spiegel gelten schon lange als Risikofaktor für viele Krebserkrankungen.

Auch eine letzte unerwünschte Nebenwirkung der Wachstumshormontherapie sei an dieser Stelle nicht verschwiegen: Langfristig kann sich Armut einstellen. Die Behandlungskosten liegen nämlich bei 300–500 Euro pro Monat. Die Krankenkassen übernehmen diese Kosten selbstverständlich nicht. Und nach allem, was wir inzwischen wissen, tun sie auch gut daran.

Bevor wir das Wachstumshormon nun allerdings völlig verdammen, müssen wir uns noch einmal eine goldene Regel der Endokrinologie ins Gedächtnis rufen: Es gibt keine guten oder schlechten Hormone. Jeder Botenstoff hat eine spezifische und wichtige Aufgabe in unserem Körper. Negativ wirkt er sich erst dann aus, wenn seine Konzentration entweder zu hoch oder zu niedrig ist. Aus diesen Gründen ist es sicherlich nicht sinnvoll, Wachstumshormon zu Anti-Aging-Zwecken über den alters-entsprechenden Normbereich hinaus zu dosieren. Dies bedeutet jedoch nicht, dass es nicht auch einen Wachstumshormonmangel bei Erwachsenen geben kann. Und selbstverständlich muss dieser dann auch ausgeglichen werden. Seine klinischen Zeichen sind uns bekannt: Muskelabbau, Zunahme des Bauchfettes, Knochenschwund und Leistungsminderung gehören dazu. In den meisten Fällen sind diese Symptome allerdings eher Ausdruck eines ungesunden Lebensstils als Folge eines HGH-Mangels. Im Zweifelsfall bringt auch hier eine laborchemische Untersuchung Klarheit. Bestimmt werden sollte nicht das Wachstumshormon selbst, weil es nur eine kurze Halbwertszeit hat und hauptsächlich nachts ausgeschüttet wird. Aussagekräftiger ist die Messung seines Haupt-Abbauprodukts, des IGF1. Sollten die Laboruntersuchungen tatsächlich einen HGH-Mangel nachweisen, so gehört die Behandlung definitiv in die Hand eines Endokrinologen.

Durch Dinner Cancelling zu mehr Wachstumshormon

Neben der teuren Substitution von Wachstumshormon durch Spritzen gibt es jedoch auch noch andere Möglichkeiten, die HGH-Spiegel zu beeinflussen. Und zwar durch unseren Lebensstil. Eine Maßnahme, die körpereigene HGH-Produktion anzukurbeln ist zum Beispiel der Sport. Ähnlich wie die Androgene so steigt auch das Wachstumshormon immer dann, wenn man sich regelmäßig sportlich betätigt. Eine weitere Methode, die körpereigene HGH-Sekretion zu stimulieren, ist das sogenannte Dinner Cancelling. Der Verzicht auf die Abendmahlzeit bedeutet zunächst einmal eine

TIPP AUS DER PRAXIS

Nahrungsergänzungsmittel

Eine weitere Möglichkeit, das körpereigene Wachstumshormon zu stimulieren statt sich fragwürdige Injektionen zu verpassen, ist die Einnahme sogenannter HGH-Sekretagoga. Wie wir aus dem einleitenden Kapitel wissen, ist HGH ein Eiweißhormon. Es baut sich also aus einer Vielzahl von Aminosäuren auf. Durch die gezielte Zufuhr von Aminosäuren, die für das Wachstumshormon besonders wichtig sind, lässt sich dessen körpereigene Produktion steigern. Bei diesen Aminosäuren handelt es sich im Wesentlichen um Arginin und Ornithin. Um einen Effekt auf die Produktion von Wachstumshormon zu haben, müssen Sie allerdings Dosierungen zu sich nehmen, die mit der Nahrung allein nicht zu erzielen sind. Nahrungsergänzungsmittel bieten hier eine Alternative.

verminderte Kalorienzufuhr. Seit Langem schon wissen wir, dass bereits die Einschränkung der Kalorienaufnahme alleine eine gut gesicherte Anti-Aging-Maßnahme ist. Gleichzeitig bewirkt das Dinner Cancelling jedoch auch eine Absenkung des Blutzuckerspiegels. Die daraus resultierende leichte nächtliche Unterzuckerung ist ein wichtiger Reiz für die Hirnanhangdrüse, in den frühen Morgenstunden vermehrt Wachstumshormon auszuschütten.

Der Vorteil dieser einfachen Maßnahme liegt auf der Hand. Zum einen kostet sie kein Geld. Zum anderen ist sichergestellt, dass dadurch die körpereigenen Hormonspiegel ansteigen, und zwar immer nur innerhalb des normalen Rahmens. Und schließlich ist es für uns auch eine sehr beruhigende Erkenntnis zu wissen: Unsere Hormone haben zwar Macht über uns, aber wir haben auch Macht über unsere Hormone.

Knochen und Hormone – aktiv gegen Osteoporose

Der wechseljahresbedingte Hormonmangel kann langfristig auch gravierende organische Veränderungen hervorrufen, die eine gesundheitliche Bedrohung darstellen. Ein Beispiel dafür ist die Osteoporose. Diese »Volkskrankheit« ist in den letzten Jahren zunehmend in das öffentliche Bewusstsein gerückt und damit auch der enge Zusammenhang zwischen dem weiblichen Hormonhaushalt und der fortschreitenden Knochenentkalkung nach den Wechseljahren. Dabei ist die Verbindung von Geschlechtshormonen und Erkrankungen des Skelettsystems auf den ersten Blick ja nicht unbedingt einleuchtend. Was haben die Östrogene eigentlich mit den Knochen zu tun? Bei der Beantwortung dieser Frage hilft ein kurzer Ausflug in die Biologie.

Während einer Schwangerschaft muss der mütterliche Organismus dem heranwachsenden Kind alles zur Verfügung stellen, was es für seine Entwicklung braucht. Für die Ausreifung seines Skeletts benötigt es zum Beispiel Kalzium – und zwar in größeren Mengen, als die Mutter mit der Nahrung aufnehmen kann. Also muss das Kalzium aus körpereigenen Reserven mobilisiert werden, und in den Knochen sind 99 % der gesamten Kalziummenge des Körpers gespeichert. Zum Aufbau des kindlichen Skelettsystems kann die werdende Mutter während Schwangerschaft und Stillzeit auf diesen Kalziumspeicher zurückgreifen. Zu den Aufgaben der Östrogene gehört es also, dafür Sorge zu tragen, dass die Knochen immer gut mit Kalzium gefüllt sind. Sinkt die Konzentration der Östrogene im Blut, so fehlt ein wichtiger Faktor für die Kalziumeinlagerung und damit für die Stabilität des Knochens. Deshalb betrifft Osteoporose hauptsächlich Frauen nach den Wechseljahren.

Der schleichende Dieb

Die Osteoporose ist einmal als »der schleichende Dieb« unter den Erkrankungen bezeichnet worden. Denn die langsame Entkalkung des Knochens führt zunächst nicht zu Beschwerden. Diese treten erst auf, wenn es aufgrund der verminderten Knochendichte zu Brüchen kommt. Hiervon sind vor allem die Wirbelkörper betroffen, die zunächst kleine »Mikrofrakturen« erleiden und dadurch allmählich zusammensacken. Die Folge sind starke Rückenschmerzen. In fortgeschrittenen Stadien kommt es dann zu der charakteristischen, eingesunkenen und stark gebeugten Körperhaltung. Die Tatsache, dass diese Veränderung im Volksmund auch als »Witwenbuckel« bezeichnet wird, macht bereits deutlich, dass es sich um ein Krankheitsbild handelt, von dem hauptsächlich ältere Frauen betroffen sind. Aber auch die gefürchteten Schenkelhalsfrakturen, also hüftnahe Brüche des Oberschenkelknochens, sowie viele Knochenbrüche der Speiche (Radiusfrakturen) betreffen vor allem Frauen im fortgeschrittenen Lebensalter und sind im Wesentlichen durch eine Osteoporose bedingt.

Die Osteoporose ist eine Erkrankung, die sich heute zwar recht erfolgreich behandeln lässt, aber viel einfacher und effektiver ist die Vorbeugung. Ob Sie mit 70 eine Osteoporose bekommen oder nicht, entscheiden Sie im Wesentlichen Jahrzehnte zuvor.

Altersvorsorge Knochenbank
Der Körper baut im Laufe seines Lebens ein Maximum an Knochenmasse auf, das bei Frauen etwa um das 30. Lebensjahr herum erreicht ist. Danach wird die Knochenmasse kontinuierlich abgebaut. Während der Wechseljahre beschleunigt sich aufgrund des Hormonmangels der Abbauprozess deutlich. Spätestens jetzt sollten Sie einmal eine Knochendichtemessung vornehmen lassen, am besten mit der DXA-Methode. Sie wissen dann, wie es mit Ihrer »Altersversorgung« in Sachen Osteoporose aussieht. Ist die Knochendichte hoch, so liegt noch genügend Kalzium auf der »Knochenbank«, und Sie müssen sich

bezüglich einer Osteoporose wenig Sorgen machen. Ist die Knochendichte aber bereits jetzt niedrig, sollten Sie schleunigst über eine »zusätzliche Altersversorgung« für Ihre Knochen nachdenken.

Die Tatsache, dass ein Östrogenmangel die Osteoporose beschleunigt, bedeutet zunächst einmal nicht zwangsläufig, dass eine Hormonersatztherapie der Osteoporose vorbeugt. Genau dies tut sie aber. Die Hormonersatztherapie hat sich in nahezu allen Studien als eine sehr wirksame Maßnahme gegen die Osteoporose erwiesen. Selbst die WHI-Studie (siehe S. 102), die von Gegnern einer Hormonersatztherapie gerne zitiert wird, um von dieser Behandlungsform zu warnen, hat diesbezüglich eindeutige Ergebnisse erbracht. Diejenigen Frauen, welche Hormonpräparate nahmen, hatten gegenüber der Gruppe, die mit Scheinmedikamenten behandelt wurde, ein um 34 % gesenktes Risiko für einen Schenkelhalsbruch.

WAS SONST NOCH HILFT

Osteoporose-Vorbeugung

Kalzium ist ein wesentlicher Baustoff der Knochen. Mindestens 1000 mg Kalzium am Tag sollten Sie aufnehmen. Liegt bereits eine Osteoporose vor, werden sogar 1 500 mg empfohlen. Milch und Milchprodukte enthalten bekanntlich viel Kalzium, aber auch Mineralwasser kann ein guter Lieferant dieses wichtigen Mineralstoffes sein. Allerdings unterliegt der Kalziumgehalt unterschiedlicher Mineralwässer großen Schwankungen, je nach Marke und Herkunft. Auf dem Etikett ist angegeben, wie viel Kalzium in einer Flasche jeweils enthalten ist. Schauen Sie genau hin: Mindestens 350 mg pro Liter sollten es sein. Vitamin D ist sowohl verantwortlich für die Aufnahme von Kalzium aus dem Darm ins Blut als auch für dessen Einbau in den Knochen. Gebildet wird es im Wesentlichen in der Haut unter Sonneneinstrahlung. Eine halbe Stunde täglich in der Sonne reicht bereits aus – ist aber vor allem in der dunklen Jahreszeit oftmals gar nicht so einfach durchzuführen. Vitamin-D-Mangel ist daher in Deutschland weit verbreitet. Kalziumpräparate gibt es auch kombiniert mit Vitamin D als Nahrungsergänzungsmittel.

Die Bedeutung von körperlicher Bewegung für den Erhalt des Knochens ist immer deutlicher geworden. Genauso wie Muskulatur abgebaut wird, wenn sie nicht mehr beansprucht wird, so schwindet auch der Knochen, wenn ihm der Bewegungsreiz fehlt. Während für die Herz-Kreislauf-Prophylaxe hauptsächlich das Ausdauertraining wichtig ist, profitiert der Knochen vor allem vom Krafttraining. Besonders die Muskulatur, die seitlich an der Wirbelsäule entlang läuft, bedarf des gezielten Aufbaus. Viele Institutionen bieten hierzu spezielle Trainingsprogramme an.

Testen Sie Ihr individuelles Osteoporoserisiko

Kreisen Sie im Fragebogen den Punktwert der jeweils zutreffenden Antwort ein. Addieren Sie dann die Punkte und bewerten Sie Ihr Risiko.

1. Sind in Ihrer Familie (Eltern, Geschwister) Ostoporose oder Schenkelhals- bzw. Wirbelkörperbrüche aufgetreten?

   ▪ Ja   3 Pkte.   ▪ Nein   0 Pkte.

2. Haben Sie mehr als 4 cm an Körpergröße abgenommen?

   ▪ Ja   4 Pkte.   ▪ Nein   0 Pkte.

3. Haben Sie Untergewicht, also einen BMI von weniger als 18 kg/cm?

Körpergröße in cm	155	160	165	170	175	180	185	190
Untergewicht (BMI ‹18 bei Gewicht unter)	43 kg	46 kg	49 kg	52 kg	55 kg	58 kg	61 kg	63 kg

   ▪ Ja   4 Pkte.   ▪ Nein   0 Pkte.

4. Haben Sie jemals mehr als 6 Monate lang Cortisonpräparate eingenommen (z. B. ›7,5 mg Prednisolon o. Ä.)?

   ▪ Ja   4 Pkte.   ▪ Nein   0 Pkte.

5. Haben Sie Rückenschmerzen, die nicht bandscheibenbedingt sind?

   ▪ Ja   2 Pkte.   ▪ Nein   0 Pkte.

6. Waren Sie längere Zeit bettlägerig oder wenig körperlich aktiv?

   ▪ Ja   2 Pkte.   ▪ Nein   0 Pkte.

Meine Punktesumme: _____

Mein individuelles Osteoporoserisiko ist

Gering (0 Pkte.)
Leicht erhöht (2–3 Pkte.)
Deutlich erhöht (› 3 Pkte.)

Mit freundlicher Genehmigung der Bio Aging GmbH

Herz und Hormone – was schützt vor Herzinfarkt?

Die Blutgefäße sind es, die alle Organe in unserem Körper mit Sauerstoff und Energie versorgen und damit die Grundlage für deren Funktion bilden. Werden die Blutgefäße geschädigt, zum Beispiel durch eine zunehmende Verkalkung, so hat das Konsequenzen für die Leistungsfähigkeit des gesamten Organismus. Gelegentlich können sich einzelne Blutgefäße sogar ganz verschließen, was für die betroffenen Organe dramatische Konsequenzen hat. Herzinfarkt und Schlaganfall gehören zu den gefürchteten, manchmal sogar tödlich verlaufenden Folgen von Gefäßverschlüssen.

Ähnlich wie die Osteoporose (siehe S. 85) so verläuft auch die Arterienverkalkung anfangs weitgehend unbemerkt. Ist die Knochenentkalkung der »schleichende Dieb« unter den Erkrankungen, so ist die Arteriosklerose der »schleichende Killer«, denn Herz-Kreislauf-Erkrankungen stehen an erster Stelle der Todesursachen in Deutschland.

Gefäßschutz durch Östrogene?

Der Zusammenhang zwischen der Arteriosklerose und den Östrogenen ist nicht ganz so eindeutig wie bei der Osteoporose. Allerdings scheinen auch hier die weiblichen Geschlechtshormone eine Schutzwirkung zu haben. Ein Indiz für diese These ist folgendes: Herzinfarkte und Schlaganfälle kommen bei Frauen vor dem 50. Lebensjahr nur selten vor. Männer dagegen sind

in diesem Alter vier- bis fünfmal häufiger betroffen. Ab dem 50. Lebensjahr, also ziemlich genau mit dem Einsetzen der Wechseljahre, steigt dann allerdings auch für Frauen das Herzinfarktrisiko deutlich an. Und bereits mit 60 Jahren ist bei Frauen der Herzinfarkt genau so häufig wie bei Männern.

Dass es die Östrogene sind, die Frauen vor den Wechseljahren gegen Herz-Kreislauf-Erkrankungen schützen, legen eine ganze Reihe von Untersuchungen nahe. So senken Östrogene zum Beispiel nicht nur das Gesamtcholesterin, sondern auch gezielt das gefäßschädigende LDL-Cholesterin. Dagegen steigt das schützende HDL-Cholesterin unter Östrogeneinfluss an. Östrogene haben auch eine gefäßerweiternde Wirkung. So verbessern sie den Blutfluss im Gefäß und damit in jedem Organ. Und schließlich wirken Östrogene als Radikalenfänger. Sie fangen also jene aggressiven Moleküle ab, die nicht nur unsere Blutgefäße, sondern den gesamten Organismus altern lassen.

Wenn nun Östrogene vor den Wechseljahren die Blutgefäße schützen, dann sollten sie dies nach den Wechseljahren ja wohl auch tun. Mit dieser Überlegung wurde in den 1980er und 1990er Jahren die Hormonersatztherapie massiv propagiert. Nicht nur zur Behandlung von Hitzewallungen und anderen Symptomen, sondern auch zur Vorbeugung von Herz-Kreislauf-Erkrankungen sollten die Hormone dienen.

Herbe Rückschläge ...

Diesbezüglich haben sich die Hoffnungen jedoch nicht unbedingt erfüllt (siehe S. 102). Im Gegenteil: Gerade auf dem Gebiet der Herz-Kreislauf-Vorbeugung hat die Hormonersatztherapie herbe Rückschläge hinnehmen müssen. Erste Zweifel an der gefäßschützenden Wirkung dieser Therapieform kamen bereits 1997 auf. Damals wurde eine Studie veröffentlicht, in der zur großen Überraschung aller Experten Hormonanwenderinnen mit vorausgegangenem Herzinfarkt häufiger als Infarktpatientinnen ohne Hormontherapie einen Zweitinfarkt erlitten. Was als Schutz gedacht war, erwies sich als zusätzlicher Risikofaktor.

Die Verwirrung war zunächst groß. Waren Östrogene vielleicht gar nicht jene Gefäßschutzstoffe, für die man sie über Jahre hinweg gehalten hatte? Inzwischen hat sich die Sachlage einigermaßen geklärt. Wobei eine klare Antwort nicht unbedingt aus einem eindeutigen Ja oder Nein bestehen muss. So auch hier.

... und ein neues Erklärungsmodell

Auf einen kurzen Nenner gebracht lässt sich die derzeitige Erkenntnislage so formulieren: Gesunde Blutgefäße bleiben durch Östrogene länger gesund. Bereits geschädigte Blutgefäße werden durch Östrogene schneller zur Gefahr.

Erklären lässt sich dieser scheinbar paradoxe Sachverhalt folgendermaßen: Bei einer Arteriosklerose kommt es zur Ablagerung von Fetten und anderen Blutbestandteilen im Bereich der inneren Gefäßwand. Dieser krankmachende Effekt wird durch Östrogene verhindert. Sind diese Ablagerungen, die man auch als arteriosklerotische Plaques bezeichnet, allerdings bereits vorhanden, so können sie unter dem Einfluss von Östrogenen aufbrechen und als Blutgerinnsel verschleppt werden. Diese sogenannte Plaqueruptur führt dann zu Infarkten und Schlaganfällen.

Wie steht es aber nun mit der WHI-Studie (Womens Health Initiative, siehe S. 102), die ja angeblich gesunde Frauen untersuchte? Auch hier wurde ein erhöhtes Herzinfarktrisiko bei den Hormonanwenderinnen gefunden. Allerdings betrug das Durchschnittsalter der Teilnehmerinnen dieser Studie 63 Jahre. 70 Prozent aller beteiligten Frauen waren übergewichtig, nahezu die Hälfte waren Raucherinnen. Nun mag es durchaus sein, dass eine übergewichtige, rauchende, amerikanische Mittsechzigerin noch keinen Herzinfarkt erlitten hat – gesunde Blutgefäße hat sie deshalb aber sicher nicht. Und so passierte bei der WHI-Studie im Wesentlichen das Gleiche wie bei der vorangegangenen Studie: Unter der Hormongabe lösten sich die arteriosklerotischen Plaques und führten zu vermehrten Herzinfarkten.

Kritiker könnten an dieser Stelle einwenden, dass es sich hierbei zwar um eine elegante Hypothese handelt. Aber lässt sich dieses Erklärungsmodell auch belegen? Ja, das tut es. Und die Daten stammen sogar aus der WHI-Studie selbst. In den letzten Jahren hat man die Ergebnisse dieser Untersuchung nach Altersgruppen aufgeschlüsselt. Und siehe da: Bei den jüngeren

Frauen in der Studie – das sind in diesem Fall die 50- bis 59-Jährigen – fand sich kein Anstieg der Herzinfarktrate. Im Gegenteil: Hier zeigte sich die erwartete Schutzwirkung der Östrogene.

Was bedeutet dies nun praktisch für Sie? Östrogene wirken sich durchaus schützend auf die Gefäße aus. Allerdings ist diese Wirkung zeitlich begrenzt. Das »zeitliche Fenster« für diese Schutzwirkung schließt sich etwa mit dem 60. Lebensjahr. Mit einer Hormonersatztherapie sollten Frauen daher möglichst früh beginnen. Im höheren Lebensalter sollte dagegen sehr genau überprüft werden, ob eine derartige Therapie noch sinnvoll ist.

WAS SONST NOCH HILFT

Vorbeugung von Herz-Kreislauf-Erkrankungen

Gesundes Essen – gesunde Gefäße. Fünf Portionen Obst oder Gemüse empfehlen die wissenschaftlichen Ernährungsgesellschaften weltweit zur Prophylaxe von Herz-Kreislauf-Erkrankungen. Und das mit Recht. Die in pflanzlichen Nahrungsmitteln reichlich enthaltenen Vitamine und sekundäre Pflanzenstoffe sind effektive Radikalenfänger und damit gleichzeitig auch eine Altersbremse.

Fette reduzieren – auch dieser Ratschlag ist richtig, solange er sich auf die gesättigten Nahrungsfette bezieht. In unserem Blut sind es insbesondere die Triglyzeride und das Cholesterin, welche für die gefäßverstopfenden arteriosklerotischen Plaques verantwortlich sind. Aber es gibt auch viele gute Fette. Die in Fischölen vorkommenden Omega-3-Fettsäuren gehören nachweislich zu den Gefäßschutzstoffen.

Ausreichend Bewegung. Wer rastet, der rostet. Und wer sich nicht bewegt, dem verkalken die Blutgefäße. Deshalb muss niemand zum Marathonläufer werden. Ein flotter täglicher Spaziergang von einer halben Stunde reicht bereits. Daher ein Tipp: Legen Sie sich einen Hund zu. Der will täglich ausgeführt werden und ist damit der beste Fitnesstrainer, den Sie sich wünschen können.
Und damit auch der Genuss nicht zu kurz kommt, sollten Sie abends ein Glas Rotwein trinken, denn moderater (!) Alkoholkonsum senkt das Risiko für Herz-Kreislauf-Erkrankungen um 30–40 %. Das im Rotwein enthaltene Resveratrol unterstützt diesen Effekt noch.

Testen Sie Ihr Risiko für Arteriosklerose

Kreisen Sie im Fragebogen den Punktwert (Pkte.) der zutreffenden Antwort ein, zählen Sie die Summe der Punkte und ordnen Sie Ihr persönliches Risiko ein.

1. Wie alt sind Sie?

35–39 Jahre	0 Pkte.	50–54 Jahre	16 Pkte.
40–44 Jahre	6 Pkte.	55–59 Jahre	21 Pkte.
45–49 Jahre	11 Pkte.	60–65 Jahre	26 Pkte.

2. Ist in Ihrer Familie (Eltern und Geschwister) bereits ein Herzinfarkt vor dem 60. Lebensjahr vorgekommen?

   ▪ Ja   4 Pkte.   ▪ Nein   0 Pkte.

3. Haben Sie erhöhte Cholesterinwerte?

   ▪ Ja   15 Pkte.   ▪ Nein   0 Pkte.

4. Haben Sie erhöhten Blutdruck?

   ▪ Ja   5 Pkte.   ▪ Nein   0 Pkte.

5. Rauchen Sie mehr als 2 Zigaretten täglich?

   ▪ Ja   8 Pkte.   ▪ Nein   0 Pkte.

6. Ist bei Ihnen Diabetes (Zuckerkrankheit) bekannt?

   ▪ Ja   6 Pkte.   ▪ Nein   0 Pkte.

7. Haben Sie Diabetes und/oder Übergewicht?

   ▪ Ja   6 Pkte.   ▪ Nein   0 Pkte.

Meine individuelle Risikosumme ist _____ Punkte

Auswertung: 0–28 Punkte geringes Risiko
29–53 Punkte mittleres Risiko
› 53 Punkte hohes kardiovaskuläres Risiko.

Mit freundlicher Genehmigung der Bio Aging GmbH

Hirn und Hormone – machen Hormone schlau?

Da das Gehirn neben der elektronischen Signalübertragung ebenfalls chemische Botenstoffe zur Informationsvermittlung nutzt, haben Hormone und Neurotransmitter eine große Bedeutung für die Funktion des Zentralnervensystems.

In den Nervenzellen selbst und in ihren Ausläufern erfolgt die Übertragung durch elektrische Impulse. Untereinander sind die Nerven durch Synapsen verknüpft, das sind kleine kegelförmige Auftreibungen an den Nervenenden. Die Synapsen berühren sich nicht direkt, sondern sind durch einen winzigen Spalt getrennt. Um diesen Spalt zu überwinden, schütten die Nervenzellen spezielle Botenstoffe aus, die auch als Neurotransmitter bezeichnet werden.

Diese Neurotransmitter ähneln den Hormonen in vielerlei Hinsicht. Zum einen dienen beide der biologischen Signalübertragung, zum anderen handelt es sich bei den verwendeten Botenstoffen in vielen Fällen sogar um die gleichen Substanzen. Dopamin und Noradrenalin sind Hormone

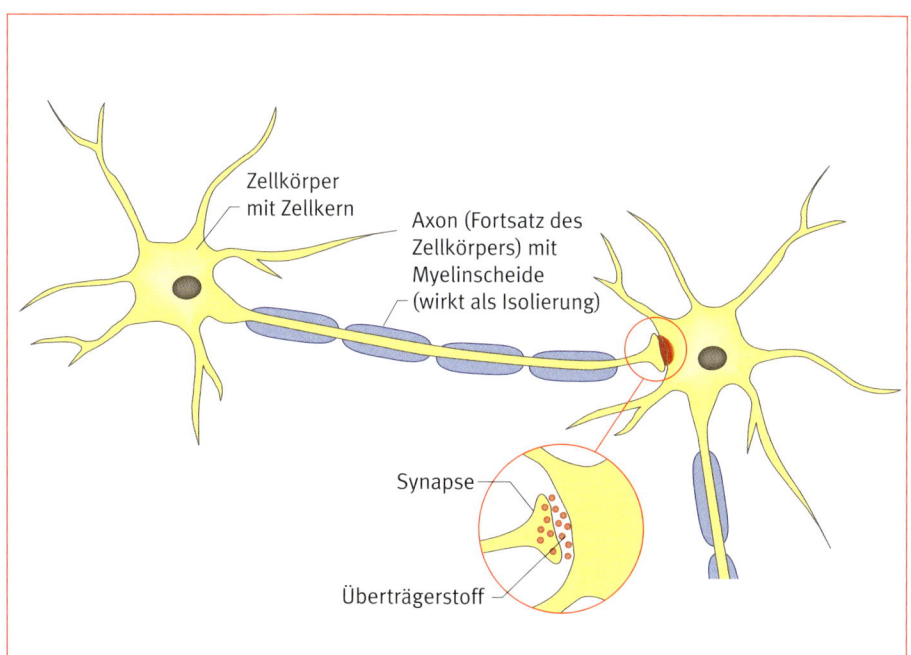

Zellkörper mit Zellkern

Axon (Fortsatz des Zellkörpers) mit Myelinscheide (wirkt als Isolierung)

Synapse

Überträgerstoff

▲ Aufbau von Nervenzellen. An der Synapse übernehmen die Botenstoffe die Übermittlung von Informationen.

des Nebennierenmarks, die im Wesentlichen den Blutdruck regulieren. Im Gehirn agieren sie dagegen als wichtige Neurotransmitter. Serotonin lässt sich als Hormon im Blut nachweisen. Als Überträgersubstanz im Gehirn beeinflusst es unsere Stimmung und unser Hungergefühl. Hinzu kommt, dass viele Hormone direkten Einfluss auf unser Gehirn und damit auf die Ausschüttung von Neurotransmittern nehmen. Zu diesen Hormonen zählen Östrogene ebenso wie Progesteron.

Östrogene erhöhen die Erregbarkeit von Nervenzellen, was zu einer Verbesserung von Aufmerksamkeit, Lernen und (Kurzzeit-)Gedächtnis führt. Außerdem werden auch die Sinneswahrnehmungen Sehen, Hören, Riechen, Schmecken und Füh-

len durch Östrogen verbessert – was die Schwerhörigkeit manches männlichen und daher mit natürlichem Östrogenmangel geschlagenen Zeitgenossen bei bestimmten Themen erklären mag. Außerdem erhöhen Östrogene durch ihren gefäßerweiternden Effekt die Gehirndurchblutung, was der Entwicklung einer Arteriosklerose entgegenwirkt. Somit machen sie uns zwar nicht schlauer, tragen aber zur Erhaltung des erreichten Niveaus bei.

Progesteron hingegen wirkt auch am Hirn als eine Art Gegenspieler des Östrogens: Es stabilisiert die Nervenmembranen und dämpft daher die Erregbarkeit – und zwar so wirksam, dass es als Zusatztherapie bei Epilepsie die Häufigkeit von Krampfanfällen senken kann.

Depressionen und Burn-out – Hormone gegen den Blues

Verursacht ein Östrogenmangel Depressionen? Die Antwort ist ein klares »Jein«. Einige Studien haben gezeigt, dass Depressionen während der Wechseljahre nicht häufiger vorkommen als in anderen Lebensphasen und dass es keinen direkten Zusammenhang gibt zwischen der Höhe des Östrogenspiegels und depressiven Symptomen. Aber zwei von drei Frauen fühlen sich doch während der Wechseljahre depressiv gestimmt und leiden auch darunter.

Das, so sagen die Experten, liegt an anderen, hauptsächlich psychosozialen Fak-

toren, die in dieser Lebensphase gehäuft Probleme verursachen. An erster Stelle steht dabei die Auseinandersetzung mit dem Altern, häufig kombiniert mit Veränderungen im Leben und einem mehr oder minder ausgeprägten Burn-out-Gefühl.

Andererseits, und nun kommt das »Ja«, führt der Östrogenmangel durchaus zu Beschwerden wie Schlafstörungen oder einer Verringerung der Aufmerksamkeit, die ihrerseits eine enge Beziehung zur Depression haben. Außerdem erhöhen Östrogene im Gehirn die Aktivität des Botenstoffs Serotonin, der die Stimmung beeinflusst. Und einige sehr wirksame Medikamente gegen Depression, die Serotonin-Wiederaufnahmehemmer SSRI, tun genau das Gleiche. Zumindest über Serotonin gibt es also schon einen Zusammenhang zwischen fehlenden Östrogenen und depressiver Stimmungslage. Er macht sich unter anderem auch beim Prämenstruellen Syndrom (PMS) bemerkbar, bei dem ein Serotoninmangel in der zweiten, mit niedrigeren Östrogenspiegeln einhergehenden Zyklushälfte häufig zu depressiven, manchmal auch zu aggressiven Verstimmungen führt (siehe S. 57).

Die Hormonersatztherapie bessert depressive Beschwerden sehr rasch, allerdings kann die Gestagenkomponente der Behandlung einen Teil des positiven Östrogeneffekts wieder zunichte machen.

Schutz vor dem Vergessen

Neben der Osteoporose und der Arteriosklerose ist die Alzheimer-Demenz die dritte große Alterserkrankung. Allein in Deutschland wird die Zahl der Menschen, die an Morbus Alzheimer oder ähnlichen degenerativen Hirnerkrankungen leiden, auf 1,2 Millionen geschätzt. Experten erwarten für die Zukunft einen weiteren Anstieg um 20–25 Prozent.

Der Grund für diese dramatische Entwicklung ist simpel. Die meisten Demenzformen sind im Wesentlichen eine Alterserkrankung, und die allgemeine Lebenserwartung steigt immer weiter an. Während von den 65- bis 74-Jährigen nur 3 % von einem Morbus Alzheimer betroffen sind, ist es in der Gruppe der 75- bis 84-Jährigen bereits jeder Fünfte. Bei den über 85-Jährigen leidet knapp die Hälfte an einer Demenz.

Insgesamt erkranken dreimal mehr Frauen als Männer – ein Unterschied, der sich nicht allein durch die höhere Lebenserwartung von Frauen erklären lässt. Offensichtlich spielt auch hier der Östrogenmangel eine gewisse Rolle. Doch müssten dann nicht die Männer, die ja deutlich weniger Östrogene haben, viel häufiger an Alzheimer erkranken? Dies ist aus zwei Gründen nicht der Fall. Zum einen schützen auch die männlichen Hormone, die Androgene, das Gehirn. Zum anderen produzieren Männer selbst auch Östrogene, und zwar durch Umbau ihrer Androgene.

Eine ganze Reihe von Studien zeigte tatsächlich eine deutliche Risikoreduktion für die Alzheimer-Demenz bei denjenigen Frauen, die Hormonersatzpräparate einnahmen. In Langzeitstudien konnte das Risiko, an einer Alzheimer-Demenz zu erkranken, durch eine HRT sogar um bis zu 45 % gesenkt bzw. der Erkrankungsbeginn um geschätzte 5–10 Jahre hinausgeschoben werden. Allerdings war für den besten Demenzschutz eine HRT von mehr als 10 Jahren Voraussetzung. Und eine so lange Hormoneinnahme ist aus anderen Gründen nicht unbedingt zu empfehlen (siehe S. 102). Aber immerhin: Östrogene scheinen ein Ansatz zur Demenzvorbeugung zu sein.

Der Wermutstropfen kam einmal mehr durch die WHI-Studie. Sie kam zu dem Ergebnis, dass Frauen unter einer Hormonsubstitution nicht seltener, sondern sogar fast doppelt so häufig eine Demenz erlitten wie die Frauen aus der Gruppe, die nur Scheinmedikamente einnahm.

Ein Ergebnis, das eine ähnlich negative Überraschung darstellte wie die erhöhte Herzinfarktrate bei den Hormonanwenderinnen in dieser Studie. Und tatsächlich lässt sich das Geschehen auch ganz ähnlich erklären. Neben der Alzheimer-Demenz, die im Wesentlichen auf der Ansammlung von Eiweißabfällen im Gehirn beruht, gibt es nämlich noch eine weitere Form der Demenz, die für rund ein Drittel aller Fälle verantwortlich ist. Bei dieser »vaskulären Demenz« kommt es aufgrund von Verkalkungen in den Blutgefäßen des Gehirns zu vielen kleinen Hirninfarkten, wodurch nach und nach immer mehr Hirngewebe zugrunde geht. In der Praxis ist diese Demenzform von der Alzheimer-Demenz nicht zu unterscheiden. Und wenn Sie sich über die schon mehrfach erwähnte WHI-Studie bereits informiert haben (siehe S. 102), wissen Sie auch, warum in der WHI-Studie die Demenzrate unter den Hormonanwenderinnen so drastisch angestiegen ist. Bei den Teilnehmerinnen handelte es sich um ältere Frauen mit zusätzlichen Risikofaktoren (Übergewicht, Rauchen, etc.). Die Hirngefäße waren bei diesen Frauen also bereits vorgeschädigt und wiesen zahlreiche arteriosklerotische Plaques auf. Unter der Hormongabe lösten sich nun diese Plaques und führten zu vermehrten Hirninfarkten. Die Rate an vaskulären Demenzen stieg also stärker an

WAS SONST NOCH HILFT

Demenz-Vorbeugung: Use it or lose it.

Man kann es auf einen kurzen Nenner bringen: Was gut ist fürs Herz, ist auch gut fürs Gehirn. Eine ausgewogene, vitaminreiche Ernährung und die reichliche Zufuhr von Omega-3-Fettsäuren, regelmäßiger Sport und moderater Alkoholkonsum – das Lifestyle-Programm zur Herz-Kreislauf-Prophylaxe schützt Sie genauso vor Demenz. Und ansonsten gilt auch für unser Gehirn das englische Motto: Use it or lose it. Was nicht gebraucht wird, das verkümmert. Trainieren Sie also nicht nur die Muskeln, sondern auch Ihre grauen Zellen. Niemand ist so alt, als dass er nicht noch Neues lernen könnte. Das kann das Spielen eines Musikinstruments sein, eine neue Sprache, der Gebrauch des Computers oder ein besonders schönes Gedicht. Lebenslanges Lernen ist nicht nur eine Forderung unserer Wirtschaft – es ist auch die beste Alzheimer-Vorbeugung, die es gibt.

als die Experten erwartet hatten und verzerrte das Ergebnis.

Soweit eine Erklärung. Was bedeutet dies für die Praxis der Hormontherapie? Für das Gehirn gilt im Wesentlichen das Gleiche wie für das Herz: Frauen, deren Blutgefäße noch keine Schädigungen aufweisen, profitieren auch im Hinblick auf Schutz vor vaskulärer Demenz von einer Hormontherapie. Patientinnen, deren Blutgefäße bereits geschädigt sind, laufen dagegen Gefahr, dass die Demenz beschleunigt auftritt. Das »zeitliche Fenster«, von dem wir bei den Herz-Kreislauf-Erkrankungen gesprochen haben, schließt sich auch für das Gehirn im höheren Lebensalter. Wer sich also mit der Einnahme von Hormonen vor der altersbedingten Demenz schützen will, der sollte damit möglichst bald nach der Menopause beginnen. Ist die Demenz hingegen schon eingetreten, so hatten Östrogene in verschiedenen Studien keinen günstigen Effekt mehr.

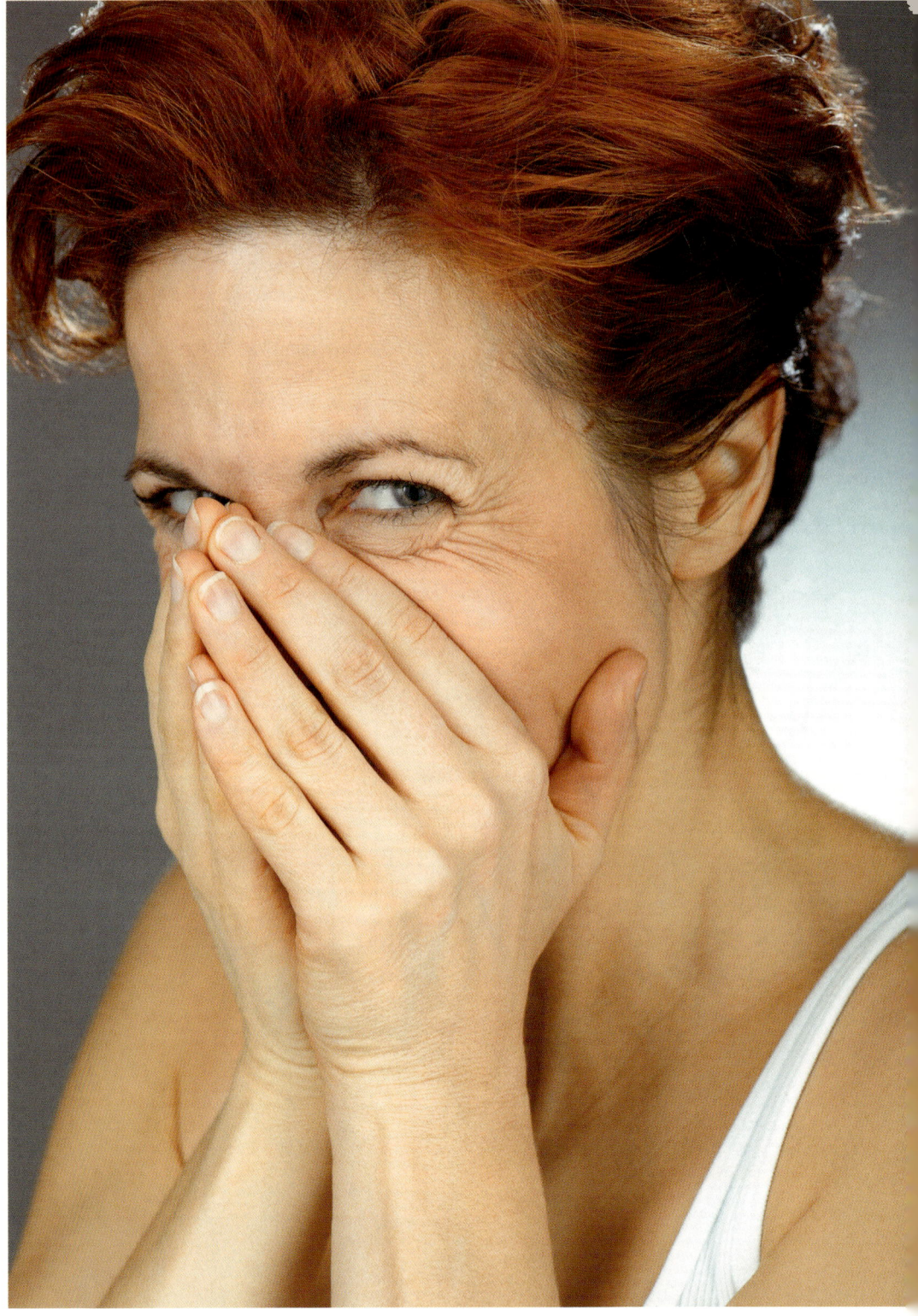

Moderne Hormon-therapien

Die Hormonersatztherapie: Erst groß
in Mode – dann in Verruf – über kaum
ein Thema in der Medizin wurde in
den letzten Jahren so heftig gestritten.
Die modernen Medikamente steigern
die Lebensqualität, doch auch Pflanzenhormone, die richtige Ernährung,
Sport und Yoga können helfen.

Chancen und Risiken

So vielfältig der Einfluss der Homone auf unseren Körper auch ist, so viele Möglichkeiten bieten sich auch an, Beschwerden mittels Hormonen zu lindern. Doch dies will wohlüberlegt sein, denn das komplexe Zusammenspiel der verschiedenen Substanzen erfordert ein genaues Hinsehen.

Hormonersatztherapie bei Wechseljahresbeschwerden

Die Behandlung wechseljahresbedingter Beschwerden durch eine Hormonersatztherapie (HRT) gehört immer noch zu den kontroversen Themen der Medizin. Dabei blickt diese Behandlungsform inzwischen auf eine jahrzehntelange Geschichte zurück. Aber diese Geschichte ist eben auch – das Wortspiel sei in diesem Zusammenhang erlaubt – äußerst wechselhaft.

Der Hintergrund: eine wechselvolle Geschichte

Vor mehr als 40 Jahren wurden Östrogenersatzpräparate – damals noch aus Stutenurin gewonnen – mit dem Slogan »Feminine forever« in den USA erstmals zu einem Verkaufsschlager. Die Hormonersatztherapie erlebte ihre erste Blüte, denn tatsächlich werden ja die meisten Wechseljahresbeschwerden durch den Mangel an Östrogenen hervorgerufen. Was also liegt näher, als diesen Mangel durch den Ersatz der fehlenden Hormone auszuglei-chen und somit die Beschwerden zu beseitigen?

Bald folgte der erste Rückschlag. Die Gesundheitsbehörden verzeichneten einen Anstieg der Rate an Gebärmutterkörperkrebs. Von diesem Anstieg waren vor allem Frauen betroffen, welche Östrogenpräparate einnahmen. Was war geschehen? In der ersten Euphorie über die Hormonersatztherapie hatte man übersehen, dass Frauen ein zweites wichtiges Geschlechtshormon bilden, nämlich das Gelbkörperhormon Progesteron. Bei alleiniger Östrogengabe wird die Gebärmutterschleimhaut ständig stimuliert, ohne dass Progesteron dort seine Schutzwirkung entfalten kann. Nach mehreren Jahren reiner Östrogeneinnahme resultiert daraus eine erhöhte Rate an Gebärmutterkörperkrebs, welcher seinen Ausgang von dieser Schleimhaut nimmt. Durch die Zugabe eines Gestagens lässt sich das erhöhte Risiko für Gebärmutterkörperkrebs jedoch vollständig vermeiden. Als das erkannt war, begann die zweite Blütezeit der Hormonersatztherapie. Neue Erkenntnisse zeigten eine positive Wirkung der Geschlechtshormone auf viele Organsysteme. Der Hormonersatz wurde zum vermeintlichen Jungbrunnen.

Der WHI-Schock

Umso tiefer war der Schock, als im Sommer 2002 die Ergebnisse der WHI-Studie (Womens Health Initiative) veröffentlicht wurden. Der Ausgang dieser Studie war mit Spannung erwartet worden. Sie umfasste Tausende von Teilnehmerinnen und war nach modernsten wissenschaftlichen Kriterien konzipiert worden. In den drei sogenannten Armen der Studie erhielten die beteiligten Frauen entweder ein Östrogen-Gestagen-Kombinationspräparat, ein alleiniges Östrogenpräparat (sofern ihre Gebärmutter entfernt war) oder aber ein Scheinmedikament (Plazebo). Der Beobachtungszeitraum war auf zehn Jahre angelegt. Die zentrale Frage war, ob die Hormonersatztherapie vorbeugende Wirkungen gegen organische Erkrankungen bietet, insbesondere vor Herzinfarkt schützt. Denn diese Erkrankung ist bei Frauen über 60 die Todesursache Nummer eins.

Das Entsetzen war groß, als die Studie nach sieben Jahren vorzeitig abgebrochen wurde. Bei den Hormonanwenderinnen war nicht nur das Brustkrebs- und Thromboserisiko (Risiko für Blutgerinnsel) angestiegen. Auch die vermeintlich herzschützenden Effekte hatten sich in ihr Gegenteil verkehrt. Frauen, welche ein Östrogen-Gestagen-Kombinationspräparat einnahmen, hatten gegenüber den Plazebo-Anwenderinnen eine um 29 % gesteigerte Herzinfarktrate.

Das vorzeitige Ende der WHI-Studie erregte weit über die Fachwelt hinaus Aufsehen. Hier hatte nicht nur ein Medikament in einer klinischen Studie schlecht abgeschnitten, hier stand eine ganze Therapieform zur Debatte. Das amerikanische Nachrichtenmagazin Newsweek verkündete in großen Lettern »Das Ende der Östrogen-Ära«. Auch in Europa war die Bestürzung groß. Die Süddeutsche Zeitung betitelte ihren Beitrag über den Abbruch der Studie mit der Überschrift »Tödliche Therapien«. Allerdings meldeten sich auch sehr bald Stimmen von Experten zu Wort, welche den Aufbau und die Durchführung der WHI-Studie scharf kritisierten.

Inzwischen sind einige Jahre seit dem Abbruch der WHI-Studie ins Land gegangen. Neue Daten sind hinzugekommen, und die Auseinandersetzung hat sich versachlicht. Nicht zu übersehen ist auch ein weiterer Trend: Die Hormonersatztherapie scheint eine neue, dritte Blüte zu erleben. Allerdings ist es eine Renaissance unter veränderten Vorzeichen. Denn aus dem Schock der WHI-Studie hat man Konsequenzen gezogen – sowohl was die Indikation als auch was die Dosierung der HRT betrifft.

Für wen kommt heute eine Hormonersatztherapie infrage?

Grundsätzlich gilt: Nicht jede Frau braucht in den Wechseljahren und den Jahren danach unbedingt eine Hormonersatzthera-

GUT ZU WISSEN

Die WHI-Studie – Warum das ganze Chaos?

Die ungeheuere Datenmenge der WHI-Studie ist über die Jahre hinweg intensiv analysiert worden und wird es teilweise auch heute noch. Für die schlechten Ergebnisse werden inzwischen hauptsächlich zwei Faktoren verantwortlich gemacht. Zum einen waren die in der WHI-Studie untersuchten Frauen ungewöhnlich alt. Das Durchschnittsalter lag bei 63 Jahren, etwa ein Viertel der teilnehmenden Frauen war sogar älter als 70 Jahre. Vor allem für das Herzinfarktrisiko ist dies von großer Bedeutung, wie neuere Studien nahe legen. Der gefäßschützende Effekt der Hormone entfaltet sich nämlich nur an gesunden Blutgefäßen. Sind diese bereits krankhaft verändert, so kehrt sich der Effekt ins Gegenteil. Mehr über dieses erstaunliche Phänomen haben Sie auf Seite 89 erfahren. Ein weiterer wichtiger Kritikpunkt an der WHI-Studie ist, dass alle beteiligten Patienten das gleiche Präparat in der gleichen Dosierung erhalten haben. Und diese Dosierung wird heute allgemein als deutlich zu hoch empfunden. Viele der unerwünschten Nebenwirkungen einer Hormonersatztherapie sind jedoch dosisabhängig. Eine geringere Dosis brächte möglicherweise andere Ergebnisse.

pie (HRT), aber viele Frauen würden davon profitieren. Empfohlen wird die HRT allen Frauen mit vorzeitiger Menopause, operativer Entfernung der Eierstöcke in jungen Jahren, und mit starken psychovegetativen Wechseljahresbeschwerden. Einige Ärzte raten zur HRT auch bei beginnender Osteoporose bzw. hohem Osteoporoserisiko oder wenn andere Osteoporosebehandlungen nicht infrage kommen, z. B. wegen Unverträglichkeit. Auch atrophische Veränderungen im Genitaltrakt, die nicht durch lokale Östrogenbehandlung in den Griff zu bekommen sind, sowie bei hohem Demenz- oder Arterioskleroserisiko werden manchmal mit einer HRT therapiert. Vor allem die letzten beiden Punkte sind aber nicht unumstritten. Die wissenschaftliche Gesellschaft der Gynäkologen (Deutsche Gesellschaft für Gynä-kologie und Geburtshilfe) lehnt in ihren neuen Leitlinien (Ende 2009) zur HRT die Hormoneinnahme zum Schutz vor Alzheimer und Herzinfarkt klar ab.

Darüber hinaus ist der Beginn einer HRT in jedem Fall eine Angelegenheit, die Sie letztendlich selbst entscheiden sollten – selbstverständlich nach eingehender Beratung durch Ihren Frauenarzt einschließlich offener Diskussion aller Vor- und Nachteile und der Risiken. Sie für diese Diskussion fit zu machen, ist eines der Ziele dieses Buches.

Was sind die Vorteile der HRT ?

Die HRT hat eine Reihe von Vorteilen, die allerdings nicht alle völlig unumstritten sind, weil sich die Studien, die Aussagen über diese möglichen Vorteile machen, teilweise widersprechen. Die am häufigsten genannten Vorteile der HRT sind:

- Beseitigung der vegetativen und psychischen Symptome wie Hitzewallungen, Schlafstörungen, depressive Verstimmung, Gereiztheit
- Verhinderung von Rückbildungserscheinungen im Harn- und Genitaltrakt, also vor allem von trockener Scheide
- Verringerung des Osteoporoserisikos und des Risikos von osteoporosebedingten Knochenbrüchen
- Senkung des Demenzrisikos bzw. Hinausschieben einer Demenzerkrankung.
- Stopp der Regelblutung
- Senkung des Darmkrebsrisikos, sofern Östrogene und Gestagene genommen werden

Für wen kommt eine HRT eher nicht infrage?

Die HRT birgt auch einige Risiken. Daraus ergeben sich wichtige Gründe, um auf eine HRT zu verzichten. Nicht oder nur unter bestimmten Vorsichtsmaßnahmen möglich ist eine Hormonersatztherapie, wenn Sie

- an einer akuten Thrombose leiden oder andere Risikofaktoren für Blutgerinnsel der Venen aufweisen, denn die HRT erhöht das Risiko für Thrombosen und Lungenembolie,
- bereits einen Schlaganfall oder Herzinfarkt erlitten haben (weil die HRT grundsätzlich das Schlaganfallrisiko erhöht und für Frauen mit vorgeschädigten Herzkranzgefäßen auch das Herzinfarktrisiko steigert),

- Brust-, Gebärmutter- oder Eierstockkrebs haben oder hatten,
- in Ihrer Familie eine erblich bedingte Brustkrebsform vorkommt und Sie Träger dieser Gene sind,
- ungeklärte Blutungen haben,
- schwer leberkrank sind oder
- eine schwere Fettstoffwechselstörung oder stark erhöhten Blutdruck haben.

Trifft eine oder gar mehrere dieser Einschränkungen auf Sie zu, sollten Sie sich besonders intensiv mit Ihrem Frauenarzt beraten und eine gute Antwort auf die Kernfrage finden: Worin liegt für mich der Nutzen der HRT, der unbedingt größer sein muss als die (im Vergleich zu anderen Frauen) erhöhten Risiken, die ich damit eingehe? In den meisten Fällen wird hier die Entscheidung gegen eine HRT fallen. Doch auch dann müssen Sie sich nicht ohne Hilfe mit Wechseljahresbeschwerden herumplagen: Phytoöstrogene oder andere natürliche Verfahren stehen Ihnen natürlich zur Verfügung – informieren Sie sich ab Seite 130 über die verschiedenen Möglichkeiten.

Aus den Fehlern gelernt: Wie wird die HRT angewandt?

Grundsätzlich besteht eine HRT immer aus einem Östrogen und – bei allen Frauen, die noch ihre Gebärmutter haben – aus einem Gestagen bzw. Progesteron. Das ist unabdingbar, weil sich sonst das Risiko für Gebärmutterkrebs erhöht. Die Präparate unterscheiden sich hinsichtlich der enthaltenen Östrogene und Gestagene.

GUT ZU WISSEN

Spricht das Rauchen gegen eine HRT?

Sind Sie Raucherin und »vermissen« das Rauchen als Punkt auf der Liste der Hindernisse für eine HRT? Dann haben wir eine gute Nachricht für Sie: Auch wenn Sie wegen Ihrer Nikotinabhängigkeit schon seit Jahren die Pille nicht mehr einnehmen durften – gegen eine HRT spricht nichts. Im Gegenteil: Ihr durch das Rauchen erhöhtes Risiko für Herz-Kreislauf-Erkrankungen wird durch die HRT sogar stärker gesenkt als das von Nichtraucherinnen. Das ist aber kein Argument, um weiter zu rauchen – denn auf das viel niedrigere Risikoniveau von Nichtraucherinnen kommen Sie auch mit HRT nicht!

anschließend haben über 95 % der Frauen bei dieser Therapie eine Amenorrhö, sind also frei von Blutungen. Bei beiden Formen haben Ihr Arzt und Sie eine große Auswahl an Präparaten mit den unterschiedlichsten Kombinationen von Östrogenen und Gestagenen und verschiedenen Dosierungen, sodass Sie für jede Fragestellung das passende Medikament finden können. Denn die Schlüsselworte für die HRT lauten heute: Individualisierung und Dosisreduktion. Lautete die Devise früher noch »Viel hilft viel«, so heißt sie heute: »So viel wie nötig, so wenig wie möglich«. Über zwei Drittel aller Frauen sind völlig ausreichend behandelt mit der Hälfte jener Hormondosis, die noch vor 15 Jahren als Standardtherapie galt. Niedrig dosiert, individuell angepasst und unter Berücksichtigung eventueller Gegenanzeigen ist die moderne Hormonersatztherapie inzwischen eine sichere und nebenwirkungsarme Behandlungsform.

Dabei gibt es zum einen **Sequenzpräparate**, bei denen wie bei Ovulationshemmern und im natürlichen Zyklus zunächst Östrogene und in der zweiten Hälfte Östrogene plus Gestagene eingenommen werden. Diese Präparate eignen sich gut für die Zeit rund um die Menopause, weil sie den Blutungsrhythmus regulieren. Wenn Sie sich an den Blutungen nicht stören, können Sie diese Präparate aber auch jahrelang über die Menopause hinaus einnehmen. Bei der zweiten Therapieform, der **Kombinationstherapie**, werden kontinuierlich Östrogene und Gestagene gemeinsam eingenommen. Dabei kann es in den ersten 4–6 Monaten noch zu Blutungen kommen,

Pflaster und Gele – die moderne Form der HRT

Nicht nur die Dosierung der Hormonersatzpräparate hat sich geändert. Auch die Zufuhr geht inzwischen andere Wege. Früher wurden Geschlechtshormone stets in Form von Tabletten verabreicht. Werden die Hormone aus dem Magen-Darm-Trakt aufgenommen, so gelangen sie jedoch als erstes zur Leber, die die Ankömmlinge erst einmal biochemisch bearbeitet. Dabei werden die Hormone teilweise inaktiviert und teilweise in eine Art Speicheröstrogen (Östron) umgewandelt, das sich immer weiter anreichert. Bei der Zufuhr durch die Haut wird diese Leberpassage umgangen.

Folglich kann mit viel niedrigeren Dosierungen gearbeitet werden. Die »transdermale Substitution«, wie die Zufuhr durch die Haut mit einem Fachwort bezeichnet wird, kann entweder durch Hormonpflaster erfolgen oder durch Hormongele.

Allerdings gilt auch hier: Bei noch vorhandener Gebärmutter darf auf den Schutz der Schleimhaut durch Gestagene nicht verzichtet werden. Bei Hormonpflastern gibt es Kombinationspräparate, welche Östrogene und Gestagene zusammen enthalten. Bei der Anwendung eines Gels müssen die Gelbkörperhormone gesondert zugeführt werden, in der Regel als Tabletten bzw. Kapseln.

Das natürliche Gelbkörperhormon Progesteron ist gut verträglich, hat aber eine leichte Nebenwirkung: Es macht ein wenig müde. Diese Nebenwirkung ist jedoch oft sogar willkommen, denn viele Frauen in den Wechseljahren klagen über Schlafstörungen. Abends eingenommen hilft das Progesteron, diese Beschwerden sanft mitzubehandeln. Es wirkt wie ein mildes Schlafmittel, allerdings ohne den unerwünschten Hangover am nächsten Tag. Daneben hat Progesteron auch eine beruhigende und angstlösende Wirkung. In der Tat bindet es an den gleichen Rezeptor wie das bekannte Beruhigungsmittel Diazepam (Valium®).

Angesichts des allgemeinen Trends zur transdermalen Therapie, also der Zufuhr von Hormonen über die Haut, bieten manche Apotheken das Progesteron inzwischen auch in Form von Salben oder Gelen an. Da das körpereigene Gelbkörperhormon durchaus einen eigenständigen Nutzen hat, können diese Präparate sinnvoll sein. Dennoch muss ganz klar gesagt werden: Zum Schutz der Gebärmutterschleimhaut reichen die über die Haut aufgenomme-

TIPP AUS DER PRAXIS

Hören Sie auf Ihren Körper

Die Gele haben den Vorteil, dass sie keinerlei Irritationen an der Haut bewirken und darüber hinaus eine sehr individuelle Dosierung erlauben. Sie werden morgens nach dem Baden oder Duschen aufgetragen und sind innerhalb von zwei bis drei Minuten vollständig eingezogen. Anstatt die Hormonwerte auf irgendwelche vorgegebenen Normwerte einzustellen, ist es dabei sehr viel besser, auf den eigenen Körper zu hören.

Ist die Hormonmenge zu hoch, so treten zumeist Wassereinlagerungen und ein unangenehmes Brustspannen auf. Ist sie zu niedrig, machen sich sehr rasch die lästigen Hitzewallungen wieder bemerkbar. Sie können also versuchen, die Menge an Östrogengel so weit zu reduzieren, bis wieder Hitzewallungen auftreten. Ein klein wenig mehr – und Sie haben die für Sie richtige Dosierung gefunden, die Sie dann beibehalten können.

nen Mengen an Progesteron nicht aus. Bei vorhandener Gebärmutter ist daher die Kapselform unverzichtbar. Eine Alternative allerdings gibt es: Die handelsüblichen Progesteronkapseln lösen sich auch in der Scheide auf und werden über deren Schleimhaut aufgenommen. Die intravaginale Verabreichung ist eine Möglichkeit, die oben beschriebene Leberpassage zu umgehen.

Wie lange soll eine Hormonersatztherapie dauern?

Diese Frage ist nicht allgemein zu beantworten und zudem ein Feld heftiger Diskussionen unter den Experten. Während die einen argumentieren, dass die HRT in erster Linie zur Bekämpfung der Wechseljahresbeschwerden begonnen und nach deren Ende folgerichtig abgesetzt werden sollte, argumentieren andere mit dem Schutz vor organischen Veränderungen wie Osteoporose und Demenz, der nur greift, wenn die Hormone jahre- oder gar jahrzehntelang eingenommen werden. Allgemeine Empfehlungen zur Dauer einer HRT z.B. von einer medizinischen Fachgesellschaft gibt es daher nicht.

In den meisten Fällen beantworten die Frauen die Frage nach der Einnahmedauer selbst, indem sie die HRT nach einem relativ kurzen Zeitrum von einigen Monaten bis wenigen Jahren und oft ohne Rücksprache mit dem Arzt absetzen. Das ist verständlich, wenn man ausschließlich die psychovegetativen Beschwerden im Blick hat, macht jedoch die Chancen auf langfristige gesundheitliche Vorteile zunichte. Wenn Sie also eine HRT begonnen haben, sollten Sie in regelmäßigen Abständen die Rücksprache mit Ihrem Frauenarzt suchen, ob und welchen Nutzen die HRT Ihnen noch bietet.

Eine Bestimmung von Östrogenen oder Progesteron während der HRT »zur Kontrolle« ist übrigens weder notwendig noch sinnvoll. Denn die gemessenen Werte schwanken sowohl von Frau zu Frau als auch beim selben Individuum von Messtermin zu Messtermin, da viele äußere Einflüsse den Östrogenspiegel erhöhen (Alkohol z.B. auf das bis zu Dreifache) oder senken. Daher gibt es keinen »Normwert«, an dem sich eine Therapiekontrolle orientieren könnte. Richtig ist die Dosis, wenn Ihre Beschwerden verschwinden, ohne dass Nebenwirkungen auftreten.

Welche Risiken hat die HRT?

Die Hormonersatztherapie ist eine sehr wirksame Behandlungsform, und wie alle wirksamen Verfahren hat sie Nebenwirkungen und Risiken. Das am meisten diskutierte Risiko ist der Brustkrebs, auf den wir deshalb unten gesondert eingehen.

Als wichtigstes gesichertes Risiko gilt das vermehrte Auftreten von venösen **Thrombosen**, also Blutgerinnseln in den tiefen Venen, meist in den Beinen. Dieses Risiko ist in den ersten sechs bis zwölf Monaten der HRT am stärksten erhöht und sinkt dann wieder ab. Bei transdermaler Östrogengabe, also per Pflaster, soll dieses Risi-

Bioidentische Hormone – die Zukunft?

Eine wichtige Erkenntnis der letzten Jahre zur Hormontherapie lautet: Wann immer möglich, sollte man die körpereigenen Hormone verwenden und nicht auf chemisch veränderte Abkömmlinge zurückgreifen. Für diese Behandlungsform hat sich inzwischen der Begriff der »bioidentischen Hormonersatztherapie« eingebürgert. Sie zeichnet sich durch geringe Nebenwirkungen aus.

Was sind bioidentische Hormone?

Darunter versteht man diejenigen Hormone, die hinsichtlich ihrer biochemischen Struktur und ihrer Wirkung mit den normalerweise im Körper vorkommenden Hormonen identisch sind – also den natürlichen menschlichen Hormonen genau entsprechen. Östrogene von Stuten und Phytoöstrogene, also pflanzliche Östrogene, zählen nicht dazu. Beim Gelbkörperhormon ist nur ein einziger Wirkstoff bioidentisch, nämlich das Progesteron (z. B. Utrogest®), alle anderen Gelbkörperhormone sind synthetische Abkömmlinge, die unter dem Oberbegriff »Gestagene« zusammengefasst werden. Gestagene haben den Vorteil, dass sie die Gebärmutterschleimhaut häufig schon in deutlich geringeren Dosen schützen, als dies das körpereigene Hormon Progesteron tut. Diese Tatsache macht die Gestagene für die Anwendung in Pillen und Pflastern geeignet, weil bereits

sehr geringe Mengen ausreichen. Andererseits wurden in allen Studien, in denen HRT-Anwenderinnen ein erhöhtes Krebsrisiko aufwiesen, synthetische Gestagene eingesetzt.

Bei den Östrogenen gibt es eine größere »Auswahl« bioidentischer Hormone: Im menschlichen Körper kommen neben dem »Hauptöstrogen« 17β-Östradiol z. B. noch Östron und Östriol vor. Östriol ist natürlicherweise jedoch nur während der Schwangerschaft in nennenswerter Konzentration im Blut messbar und wirkt nicht in allen Geweben ausreichend – beeinflusst z. B. den Knochenstoffwechsel kaum und bietet daher keinen Schutz vor Osteoporose. Als beste bioidentische Hormontherapie hat sich daher die Gabe von 17β-Östradiol als Pflaster erwiesen.

Welchen Vorteil hat eine bioidentische Hormontherapie?

Vieles deutet darauf hin, dass der Einsatz bioidentischer Hormone und die schonende Östrogenzufuhr über die Haut die Risiken der HRT deutlich zu senken vermag. So konnte eine französische Studie zeigen, dass bei Wechseljahrespatientinnen das Brustkrebsrisiko nicht anstieg, wenn sie statt der üblichen Gestagene das körpereigene Progesteron verwendeten und die Östrogene über ein transdermales System (Pflaster) aufnahmen:

Bei der Studie »Étude Épidémiologique des Femmes« (E3N-EPIC) handelt es sich um eine sogenannte prospektive Kohortenstudie, die in Frankreich durchgeführt wird. Sie umfasst inzwischen mehr als 54 000 postmenopausale Frauen, die über Jahre hinweg beobachtet werden. Im Gegensatz zu den Vereinigten Staaten ist Frankreich dafür bekannt, dass dort seit vielen Jahren die transdermale Gabe von Östrogenen in Form von Gelen und der Einsatz von natürlichem Progesteron bevorzugt werden.

Die bisherige Auswertung der E3N-EPIC-Studie zeigt, dass in dieser Kombination bei den Hormonanwenderinnen weder das Thrombose- noch das Brustkrebsrisiko ansteigt. Der Nutzen einer bioidentischen Hormonersatztherapie, den zuvor bereits eine Reihe kleinerer Untersuchungen nahelegten, konnte somit erstmals in einer großen, wissenschaftlich fundierten Studie belegt werden.

Weitere Untersuchungen lassen vermuten, dass die HRT der Zukunft für die meisten Frauen aus einer Kombination von bioidentischem Östrogen, zugeführt über ein Pflaster, mit Progesteronkapseln bestehen könnte.

ko allerdings nicht erhöht sein, ergab eine Studie namens »ESTHER«.

Krebs der Gebärmutterschleimhaut tritt unter HRT gehäuft auf, wenn Östrogene ohne Gestagenzusatz eingenommen werden. Auch bei sehr kurzer Gestageneinnahme (nur 7 Tage pro Zyklus statt 10 Tage oder länger) bleibt das Risiko leicht erhöht. Nehmen Sie 10 oder mehr Tage pro Zyklus Gestagene ein, ist Ihr Gebärmutterkrebs-Risiko genau gleich wie ohne HRT.

Gebärmutterhalskrebs tritt bei HRT nicht häufiger auf als ohne Hormoneinnahme, das Risiko für Eierstockkrebs ist eventuell bei langer Einnahmezeit leicht erhöht. Das Darmkrebsrisiko scheint unter HRT zu sinken, obwohl die Ergebnisse hier noch nicht ganz eindeutig sind – aber es steigt keinesfalls an. Die Risikominderung ist offenbar bei Hormongabe via Pflaster höher als bei Tabletteneinnahme.

Nach Angaben der Deutschen Gesellschaft für Gynäkologie und Geburtshilfe ist bei HRT das Risiko für **Gallenblasenentzündungen** erhöht und für **Schlaganfall** möglicherweise erhöht – hier widersprechen sich die Studien allerdings.

Wenn Sie an einer Fettstoffwechselstörung mit erhöhten Triglyzeridwerten leiden, können sich diese Werte durch Östrogeneinnahme weiter erhöhen. Dies ist allerdings dosisabhängig, sodass die Gefahr bei niedriger Östrogendosis geringer ist als bei höherer.

Hormonersatztherapie – Brustkrebs durch die Östrogene?

Es gibt eine tief sitzende Angst, die seit Langem mit der Hormonersatztherapie verbunden ist. Diese Angst führt dazu, dass viele Frauen lieber über Jahre hinweg gravierende Beschwerden erdulden als wirksame Hilfe in Anspruch zu nehmen. Die Angst lässt sich in drei Worte fassen: Hormone machen Brustkrebs.

Dass Brustkrebs zu den hormonabhängigen Tumoren gehört, steht außer Frage. Wäre es anders, so würden nicht bestehende Fälle von Brustkrebs hormonell – oder besser gesagt: antihormonell – behandelt. Die Gabe von Antiöstrogenen, welche die Hormonrezeptoren blockieren oder von Aromatasehemmern, welche die Umwandlung von Hormonvorstufen in biologisch aktive Östrogene verhindern, gehört seit vielen Jahren zum festen Bestandteil der Krebstherapie und verbessert die Heilungs- und Überlebenschancen der betroffenen Frauen deutlich.

Ebenso ist es eine seit Langem bekannte Tatsache, dass Frauen, die sehr früh ihre erste Regelblutung haben und sehr spät in die Wechseljahre kommen, ein erhöhtes Brustkrebsrisiko aufweisen. Ein Zusammenhang zwischen Brustkrebs und

Geschlechtshormonen – auch den körpereigenen – liegt also auf der Hand. Und vor diesem Hintergrund ist es durchaus verständlich, wenn Frauen mit Wechseljahresbeschwerden sagen: Da ertrage ich doch lieber meine Hitzewallungen als dass ich Brustkrebs bekomme.

Diffuse Ängste und exakte Zahlen

Die meisten Menschen haben ein sehr feines Gespür für Gefahren und Risiken, ohne sich jedoch ihr tatsächliches Ausmaß vorstellen zu können. Wenn es jedoch darum geht, Nutzen und Risiken gegeneinander abzuwägen – und darum geht es in der Medizin fast immer –, dann ist genau dies wichtig. Für eine objektive Risikoabschätzung benötigen wir exakte Zahlen, und die liefern wissenschaftliche Studien. Und wie in den vorausgegangenen Kapiteln, so wollen wir uns auch bei der Frage nach dem Zusammenhang von Hormonen und Brustkrebs auf die wichtigsten Studien stützen. Im Jahr 1997 erschien in der britischen Fachzeitschrift Lancet eine übergreifende Analyse zum Thema »Hormonersatztherapie und Brustkrebs«. Darin wurden 51 Studien überprüft, an denen rund 52 000 Frauen beteiligt waren. Das Ergebnis lautete: Frauen, die Hormonersatzpräparate einnahmen, hatten ein um 21 % erhöhtes Brustkrebsrisiko.

Das hört sich zunächst einmal dramatisch an. Nun lassen sich mit Prozentzahlen allerdings schnell erschreckende Rechnungen aufmachen. Ein Beispiel: Unter tausend Frauen, die 50 Jahre alt sind und keine Hormone einnehmen, werden statistisch gesehen 18 Fälle von Brustkrebs pro Jahr diagnostiziert. Bei 70-jährigen Frauen, die ebenfalls keine Hormone einnehmen, werden durchschnittlich 63 Brustkrebsfälle entdeckt. Dies bedeutet: Sie haben in 20 Jahren ihr Brustkrebsrisiko um mehr als 250 (in Worten: zweihundertfünfzig) Prozent erhöht. Und zwar einfach und allein durch die Tatsache, dass Sie zwei Jahrzehnte älter geworden sind.

Schauen wir uns die Ergebnisse der Lancet-Studie statt in Prozenten einmal in absoluten Zahlen an, dann erscheint das Ganze bereits sehr viel weniger bedrohlich. Wie bereits gesagt, werden von tausend Frauen zwischen 50 und 70 Jahren 63 einen Brustkrebs bekommen, auch wenn sie keine Hormonpräparate einnehmen. Nach einer 5-jährigen Hormonersatztherapie sind es 65 statt 63, also genau zwei Fälle mehr. Wird die Hormonersatztherapie über 10 Jahre durchgeführt, steigt die Zahl auf 69. Es werden sechs zusätzliche Brustkrebsfälle pro Jahr diagnostiziert. Und auch diese Ergebnisse gilt es zu berücksichtigen, wenn es um das Thema Hormone und Brustkrebs geht:

- Bis zu einer Behandlungsdauer von 5 Jahren zeigte sich keinerlei Erhöhung des Brustkrebsrisikos.
- Die unter einer Hormonsubstitution entstandenen Brustkrebsfälle waren sämtliche wenig aggressiv und verkürzten die Lebenserwartung der betroffenen Frauen nicht.
- Die Erhöhung der Brustkrebsrate fand sich vor allem bei Anwenderinnen von

Östrogen-Gestagen-Kombinationspräparaten.

Sind die Gestagene schuld?

Insbesondere der letzte Punkt sorgte für Diskussion. Waren es vielleicht gar nicht so sehr die Östrogene, welche das Brustkrebsrisiko steigen ließen, sondern vielmehr die Gestagene? Kann es sein, dass die gleichen Hormone, die an der Gebärmutter einen Krebs verhinderten, diesen an der Brust eher fördern?

Genau diese Vermutung wird durch die bereits mehrfach erwähnte WHI-Studie bestätigt. Auch hier hatten Frauen, die Östrogen-Gestagen-Kombinationspräparate eingenommen hatten, ein um 26 % erhöhtes Brustkrebsrisiko. Als dann jedoch wenig später auch der andere Arm dieser Studie veröffentlicht wurde, bei dem die behandelten Frauen ausschließlich Östrogene eingenommen hatten, zeigte sich etwas Erstaunliches: Das Brustkrebsrisiko war in dieser Gruppe nicht erhöht. Anscheinend waren also die Gestagene für die Risikoerhöhung verantwortlich. Gestagene sind bei der HRT jedoch unverzichtbar, solange die Gebärmutter vorhanden ist – ohne sie steigt das Risiko einer Krebserkrankung im Gebärmutterkörper. Ein möglicher Ausweg könnte die Gabe von natürlichem Progesteron sein anstelle der synthetische Gestagene, die die Frauen in den Studien eingenommen hatten.

Insgesamt sind die Daten zu Brustkrebs bei HRT sehr schwer zu beurteilen. Das beginnt schon damit, dass die Brustkrebshäufigkeit in den einzelnen Ländern unterschiedlich ist, sodass sich Daten aus internationalen oder amerikanischen Studien nur begrenzt übertragen lassen. Bereits regionale Unterschiede im durchschnittlichen Alkoholkonsum beeinflussen die Brustkrebshäufigkeit, da Alkohol ein wesentlicher Risikofaktor für Brustkrebs ist.

Einig sind sich die Experten jedoch darin, dass das – mehr oder weniger gering erhöhte – Brustkrebsrisiko nach mindestens fünf Jahren HRT nach dem Absetzen der Hormoneinnahme sehr schnell zurückgeht auf den gleichen Wert gleichaltriger Frauen, die niemals eine HRT hatten. Das spricht gegen eine Verursachung des Brustkrebses durch die HRT, denn in diesem Fall könnte die Brustkrebsrate nur langsam zurückgehen, da das einmal angekurbelte Wachstum bösartiger Zellen sich normalerweise nicht so ohne Weiteres stoppen lässt. Nun stimuliert Östrogen zweifellos das Wachstum von Brustdrüsengewebe, was zu der Theorie geführt hat, dass sich bereits vorhandene Karzinome in der Brust unter HRT schneller entwickeln und vielleicht auch früher entdeckt werden, weil die Frauen zumindest in den Studien besser und häufiger kontrolliert wurden. Fest steht, dass in keiner Studie die HRT zu mehr Todesfällen durch Brustkrebs geführt hat – selbst wenn die HRT also das Brustkrebsrisiko gering erhöhen würde, was durchaus nicht ausgeschlossen ist, so verlaufen die Krebserkrankungen jedoch vergleichsweise glimpflich.

Testen Sie Ihr individuelles Brustkrebsrisiko

Kreisen Sie im Fragebogen den Punktwert der zutreffenden Aussagen ein, zählen Sie die Punkte zusammen und bewerten Sie Ihr Risiko.

1. Kam in Ihrer Familie bereits Brustkrebs vor?
   - Ja, bei der Mutter   4 Pkte.
   - Ja, bei Mutter und Schwester(n)   6 Pkte.
   - Nein   0 Pkte.

2. Waren Sie bei der ersten Regelblutung älter als 12 Jahre und beim Eintritt der Wechseljahre älter als 52 Jahre?
   - Ja   3 Pkte.   - Nein   0 Pkte.

3. Waren Sie bei der Geburt Ihres ersten Kindes älter als 34 Jahre oder haben Sie keine Kinder?
   - Ja   3 Pkte.   - Nein   0 Pkte.

4. Haben Sie Übergewicht?

Körpergröße in cm	155	160	165	170	175	180	185	190
Übergewicht (BMI › 26) bei	64 kg	68 kg	73 kg	78 kg	83 kg	87 kg	92 kg	97 kg

   - Ja   3 Pkte.   - Nein   0 Pkte.

5. Haben Sie mehr als 5 Jahre Hormone eingenommen?
   - Ja   3 Pkte.   - Nein   0 Pkte.

6. Hatten Sie bereits eine Mastopathie in der Brust (gutartiger Tumor), die operiert wurde?
   - Ja   3 Pkte.   - Nein   0 Pkte.

7. Trinken Sie gewöhnlich mehr als 20 g Alkohol täglich (entspricht ½ l Bier oder ¼ l Wein)
   - Ja   3 Pkte.   - Nein   0 Pkte.

Meine Punktzahl: _____

Mein individuelles Brustkrebsrisiko ist
… gering (0–3 Pkte.)
… leicht erhöht (4–6 Pkte.)
… erhöht (› 6 Pkte.)

Mit freundlicher Genehmigung der Bio Aging GmbH

Hormone und Körpergewicht – machen Hormone dick (oder gar dünn)?

Neben der Angst vor Krebs gibt es noch eine zweite große Sorge, die sich mit der Hormontherapie verbindet. Sie lautet: Hormone machen dick. Davon jedenfalls sind viele Frauen überzeugt, insbesondere solche in den Wechseljahren. Nicht ganz klar scheint dagegen die Art und Weise zu sein, in der die Hormone das Gewichtsverhalten beeinflussen. Viele Frauen geben an, sie hätten an Gewicht zugenommen, seit sie in den Wechseljahren sind. Somit wäre also das allmähliche Versiegen der Hormonproduktion die Ursache für das zunehmende Körpergewicht. In diesem Fall ließe sich durch einen Ausgleich des Hormonmangels das Problem rasch beseitigen. Doch so einfach scheint es nicht zu sein. Denn die Einnahme von Hormonen in den Wechseljahren steht ja ebenfalls in dem Ruf, dick zu machen. Wir wollen uns im Folgenden anschauen, ob die Hormone das Körpergewicht tatsächlich entscheidend beeinflussen, wie sie das tun und – vor allem – welche Hormone dabei die entscheidende Rolle spielen.

Was sagen die Statistiken?

Schauen wir uns zunächst einmal die Gewichtsentwicklung anhand von Statistiken an. Da sehen wir, dass die meisten Menschen auch im Erwachsenenalter stetig weiter an Gewicht zulegen. Allerdings gibt es hier nicht den großen Sprung nach oben mit Beginn des fünften Lebensjahr-zehntes. Vielmehr steigt die Kurve eher langsam und kontinuierlich. Und dies tut sie bereits ab dem 30. Lebensjahr. Der Anstieg lässt sich dann bis ins sechste Lebensjahrzehnt weiterverfolgen.

Auch umfangreiche Untersuchungen über mögliche Stoffwechselveränderungen in den Wechseljahren zeigen, dass die hormonelle Umstellung in dieser Lebensphase keinen wesentlichen Einfluss auf das Gewicht hat. Viel entscheidender ist die allmähliche Abnahme des Grundumsatzes des Körpers, also seine Fähigkeit, die zugeführten Kalorien zu verbrennen. Dieser Grundumsatz findet hauptsächlich in der Muskulatur statt. Die Muskelmasse des Körpers nimmt aber – vor allem, wenn sie nicht durch körperliche Aktivität erhalten wird – etwa vom 30. Lebensjahr an ständig ab. Diese Abnahme beträgt jährlich etwa ein Prozent. Bedingt durch den Abbau der stoffwechselaktiven Muskelmasse wird die mit der Nahrung zugeführte Energie schlechter verbrannt. Immer größere Teile werden in den Fettdepots gespeichert. Die Folge ist nicht nur eine Zunahme des Körpergewichtes, sondern auch eine kontinuierliche Verschlechterung des Verhältnisses von Fett- zu Muskelmasse. Eine Entwicklung, welche die Gewichtszunahme noch weiter beschleunigt. Einen entscheidenden Einfluss auf das Körpergewicht haben darüber hinaus auch Schwangerschaften. Statistisch gesehen erhöht sich das Gewicht einer Frau in Deutschland durch jede Schwangerschaft um durchschnittlich drei Kilogramm.

Wie aber steht es nun mit der gefürchteten Gewichtszunahme durch eine Hormonsubstitution? Die Angst, dick zu werden, ist für viele Frauen noch immer der entscheidende Grund, auf Hormonpräparate zu verzichten. In der Tat zeigen ältere Studien, dass Frauen unter einer Hormonsubstitution häufig eine Gewichtszunahme von zwei bis drei Kilo verzeichneten. Diese Gewichtszunahme war vor allem bedingt durch eine zusätzliche Wasseraufnahme. Sie betraf hauptsächlich Frauen, die längere Zeit nach der Menopause mit einer Hormonsubstitution begonnen hatten. In diesem Fall waren Haut und Schleimhäute häufig bereits sehr trocken. Durch die Hormonsubstitution wurde die fehlende Flüssigkeit wieder eingelagert. Bei den damals verwendeten, hoch dosierten Präparaten konnten dies durchaus zwei bis drei Liter sein. Nun sind zwei bis drei Liter Wasser allerdings auch zwei bis drei Kilogramm auf der Waage. Wenn die bereits in den ersten Wochen einer Hormonsubstitution hinzukommen, löst das natürlich Angst und Schrecken aus. Genau dieser Sachverhalt ist es, der zu dem weit verbreiteten Vorurteil von den dick machenden Hormonen geführt hat.

Unter der modernen Hormonersatztherapie, die mit wesentlich niedrigeren Dosierungen arbeitet, ist mit einer derartigen Gewichtszunahme nicht zu rechnen. Vor allem bleibt sie auch dann aus, wenn mit dem Hormonersatz früh begonnen wird. Im Übrigen zeigen alle Statistiken, dass Frauen unter einer Hormonsubstitution langfristig weniger an Gewicht zulegen, als solche, die die fehlenden Hormone nicht ersetzen.

Insulin – ein janusköpfiges Hormon

Ist damit die Frage, ob Hormone dick machen, beantwortet? Zumindest was die Geschlechtshormone angeht, können wir Entwarnung geben. Ein anderes Hormon spielt dagegen bei der Entstehung des Übergewichtes und der Ausbildung ernährungsbedingter Erkrankungen eine ganz entscheidende Rolle. Ihm wollen wir uns im Folgenden etwas näher widmen. Es ist das Insulin.

Insulin ist ein Hormon, das von der Bauchspeicheldrüse produziert wird. Den meisten Menschen ist es durch seine Rolle bei der Zuckerkrankheit bekannt. Die wesentliche Aufgabe des Insulins besteht darin, den Blutzucker (die Glukose) in die Muskelzellen hineinzubefördern, wo er dann zur Energiegewinnung genutzt wird.

Ist die Bauchspeicheldrüse nicht in der Lage, genügend Insulin zu bilden, was beim Typ-I-Diabetes der Fall ist, so steigt der Blutzuckerspiegel immer weiter an. Gleichzeitig fehlt der Zucker dort, wo er gebraucht wird, nämlich in der Zelle. Das Resultat ist eine schwere Stoffwechselentgleisung. Daher stand der Insulinmangel bei der Zuckerkrankheit lange im Mittelpunkt des medizinischen Interesses. Inzwischen weiß man jedoch, dass auch ein Zuviel an Insulin gesundheitsschädigend wirkt – vor allem im Hinblick auf die Entwicklung von Übergewicht und die Ausbildung ernährungsbedingter Erkrankungen.

Die Funktion des Insulins im menschlichen Körper geht weit über den reinen Einlass von Glukose in die Muskelzelle hinaus. Insulin greift nicht nur in den Zucker-, sondern auch in den Fettstoffwechsel ein. So verstärkt Insulin zum Beispiel die Bildung von Cholesterin in der Leber. Es ist beteiligt am Aufbau der Triglyzeride, der Speicherform der Fettsäuren, und verhindert gleichzeitig deren Freisetzung aus den Fettzellen. Es bindet Salz und Wasser im Körper und erhöht so den Blutdruck. All diese vielfältigen Funktionen des Insulins im Organismus sind sinnvoll, solange sich der gesamte Stoffwechsel in einem ausgewogenen Zustand befindet. Wird der Körper jedoch über einen längeren Zeitraum permanent mit einem Überangebot an Kalorien konfrontiert, so stellt sich ein Effekt ein, der zu einer verhängnisvollen Störung des Stoffwechselgleichgewichts führt.

Insulinresistenz – Störung mit fatalen Folgen

Die Ansprechbarkeit der einzelnen Muskelzellen auf das Insulin und damit ihre Fähigkeit, Glukose aus der Blutbahn aufzunehmen, lässt nach. Als Reaktion darauf schüttet die Bauchspeicheldrüse vermehrt Insulin aus, um die verbliebenen Rezeptoren zusätzlich zu stimulieren. Die Insulinkonzentration im Blut steigt immer weiter an. Der Fachbegriff für diesen Zustand lautet Hyperinsulinämie.

Weil immer höhere Mengen an Insulin benötigt werden, um an der Muskelzelle noch den gewünschten Effekt zu erzielen, verstärken sich die unerwünschten Nebenwirkungen des Insulins: Der Fettabbau wird gehemmt, die Einlagerung von Salz und Wasser nimmt zu, sodass der Blutdruck steigt. Als Folge dieser Umstände werden die zugeführten Kalorien viel schlechter verstoffwechselt und zumeist gleich im Fettgewebe deponiert. Hinzu kommt, dass die betroffenen Personen trotz des übermäßigen Kalorienangebots ständig unter Hunger leiden. Denn hohe Insulinspiegel stimulieren das Appetitzentrum. Ein Teufelskreis hat sich entwickelt. Nahrungsaufnahme steigert die Insulinspiegel, erhöhte Insulinspiegel steigern das Hungergefühl, gesteigertes Hungergefühl führt zu weiterer Nahrungsaufnahme. Die Insulinfalle ist zugeschnappt.

Umdenken in der Ernährungsmedizin

Haben diese Erkenntnisse über die Bedeutung des Insulinstoffwechsels für das Übergewicht nun auch Auswirkungen auf dessen Behandlung? Die Frage lässt sich mit einem klaren Ja beantworten.

Viele Jahre galt der Satz: Nur Fett macht fett. Von Kohlenhydraten dagegen, so wurde behauptet, werde niemand dick. Vor allem in der Vereinigten Staaten lief daraufhin eine landesweite Low-Fat-Welle an. Wo immer es ging, wurden Fette aus Nahrungsmitteln eliminiert oder zumindest reduziert. Die transatlantische Bilanz nach zwanzig Jahren Low-Fat ist allerdings ernüchternd. Die Amerikaner haben zwar nachweislich weniger Fett konsumiert, sind aber im Durchschnitt trotzdem immer dicker geworden.

Denn Fett besitzt zwar eine hohe Energiedichte. Auf den Insulinstoffwechsel wirkt es sich allerdings so gut wie nicht aus. Tatsächlich sind es die Kohlenhydrate, die den Blutzucker in die Höhe treiben und damit eine vermehrte Insulinausschüttung hervorrufen. Folglich rollte die »Low-Carb-Welle« an. Nicht mehr die Fett- sondern die Kohlenhydratreduktion stand nun im Vordergrund. Doch auch hier zeigte sich, dass Kohlenhydrate nicht gleich Kohlenhydrate sind. Für den Insulinstoffwechsel besonders schädlich sind jene Kohlenhydrate, die sehr schnell aus dem Darm ins Blut übergehen und damit eine starke Insulinantwort hervorrufen.

Fett durch Hormone – und Hormone im Fett

Wenn wir also Fettgewebe im Überfluss anlegen, so sind daran Hormone entscheidend beteiligt. Das Fettgewebe wiederum bildet auch selber Hormone, ist also ein komplexes endokrines Organ. Bereits mehrfach haben wir auf die Tatsache hingewiesen, dass in den Fettzellen aus Androgenen und Vorläuferhormonen biologisch aktive Östrogene gebildet werden. Aber das Fettgewebe produziert auch völlig eigenständige Botenstoffe. Der bekannteste Vertreter ist das Leptin, das erstmals bei übergewichtigen Mäusen entdeckt wurde. Leptin (von griechisch leptos: dünn) ist der Signalstoff, der die Verbindung zwischen dem Fettgewebe und dem zentralen Nervensystem herstellt. Gebildet wird es von den Fettzellen selbst, die das Leptin in die Blutbahn abgeben. Mit dem Blut gelangt es in das Gehirn, wo spezielle Rezeptoren im Sättigungszentrum seine Konzentration messen. Ist die Leptin-Konzentration hoch, wird das Hungergefühl gedämpft, sodass in der Folge weniger Kalorien aufgenommen werden. Sinkt die Konzentration des Leptins, so steigt das Hungergefühl, und mit der zusätzlichen Nahrungsaufnahme werden die Fettzellen verstärkt mit Kalorien versorgt.

Wäre das nicht eine einfache Lösung, das Hungergefühl einfach zu überlisten und für den Abbau von Fettgewebe zu sorgen, indem man das Leptin künstlich herstellt und von außen zuführt? Die Hoffnung wuchs, als verkündet wurde, dass nach Leptininjektionen das Körpergewicht der Moppel-Mäuse in nur zwei Wochen um 30 % verringert werden konnte. Rasch sicherte sich eine amerikanische Firma für eine horrende Summe die Rechte an der Leptinherstellung.

Viel Geld hat die Firma bisher nicht damit verdient. Wieder einmal zeigte sich, dass nicht alles, was bei gentechnisch veränderten Mäusen Erfolg hat, auch bei Menschen funktioniert. Letztere bilden zwar genau das gleiche Hormon, und bei Übergewichtigen lassen sich auch deutlich erhöhte Leptinspiegel nachweisen. Hunger haben sie trotzdem. Offensichtlich liegt bei ihnen eine Störung des Leptinstoffwechsels vor, bei der die Rezeptoren im Sättigungszentrum nicht mehr entsprechend auf eine Leptinerhöhung im Blut reagieren. Ähnliches kennen wir ja bereits aus der Störung des Insulinstoffwechsels.

Botschafter des Hungers

Aber Leptin beantwortet noch lange nicht alle Fragen. Wann weiß der Körper zum Beispiel, wann er satt ist und aufhören soll zu essen?

Er weiß es aufgrund von Hormonen, die im Magen-Darm-Trakt gebildet werden bzw. von Neurotransmittern, die im Gehirn wirken. Einer dieser neu entdeckten Botenstoffe ist das Ghrelin. Man kann es als das »Hormon des Hungerns« bezeichnen. Ghrelin ist ein winziges Proteohormon, das von einzelnen Zellen im Magen gebildet wird. Hauptsächlich wirkt es appetitanregend. Insofern ist seine Konzentration im Blut immer dann hoch, wenn wir nur wenig oder gar nichts gegessen haben. Direkt nach einer Mahlzeit sinkt der Ghrelinspiegel dann wieder ab. Der Gegenspieler des Ghrelins trägt die etwas einfallslose Bezeichnung PYY. Im komplexen Gefüge der appetitregulierenden Hormone ist PYY die Substanz, welche die Botschaft »Ich bin satt« an das Gehirn meldet. PYY wirkt also appetithemmend. Je mehr Kalorien man zu sich nimmt, umso größer ist der Anstieg von PYY.

Abnehmen mit Medikamenten – keine Erfolgsgeschichte

Allerdings hat diese äußerst erfolgreiche Grundlagenforschung bisher nur wenig praktische Auswirkungen auf die Behandlung des Übergewichtes. Wie schön wäre es doch, einfach einen Ghrelinhemmer zu entwickeln oder die Wirkungen von appetitanregenden Neurotransmittern im Gehirn zu blockieren. Leider ist dies sehr viel einfacher gesagt als getan. Versuche, durch Medikamente das Hungergefühl zu unterdrücken, hat es seit vielen Jahrzehnten immer wieder gegeben. Die wenigsten waren erfolgreich und gleichzeitig sicher. Die meisten Appetitzügler mussten im Laufe der Jahre wegen schwerer unerwünschter Nebenwirkungen wieder vom Markt genommen werden.

Auf die ideale Pille zum Abnehmen werden wir also auch weiterhin wohl noch warten müssen. Bis dahin gilt die uralte und wenig attraktive Erkenntnis: Wer abnehmen will, kommt nicht darum herum, selbst aktiv zu werden. Übergewicht ist noch immer im Wesentlichen die Folge einer positiven kalorischen Bilanz. Das bedeutet: Es werden mehr Kalorien zugeführt als verbraucht. Daraus ergeben sich zwei Behandlungsmöglichkeiten. Die eine besteht darin, weniger Kalorien zuzuführen – die andere, mehr Kalorien zu verbrauchen. Ersteres gelingt durch eine verminderte Nahrungszufuhr, zweites durch vermehrte Bewegung. Eigentlich alles ganz einfach. Aber bekanntlich sind es ja zumeist die simplen Dinge, die am schwersten in die Praxis umzusetzen und vor allem über einen längeren Zeitraum durchzuhalten sind.

WAS SONST NOCH HILFT

Medikamente, die beim Abnehmen helfen

Viele Medikamente, die als »Abnehmpillen« vermarktet wurden, mussten wegen schwerer Nebenwirkungen wieder vom Markt genommen werden. Dennoch gibt es einige Medikamente, die – gezielt eingesetzt – den Prozess der Gewichtsabnahme vereinfachen können. Hierzu zählen:

Orlistat (Xenical® bzw. rezeptfrei in halber Dosierung Alli®)

Diese Substanz vermindert die Aufnahme von Fett aus dem Darm vermindert. Das ist ein durchaus vernünftiger Ansatz, auch wenn in den letzten Jahren eher die Reduktion von Kohlenhydraten in den Vordergrund getreten ist. Fett ist aber immer noch der wesentliche Energieträger in unserer Nahrung. Eine geringere Fettaufnahme trägt daher zur Gewichtsreduktion bei. Hinzu kommt, dass es sich bei Xenical/Alli im Wesentlichen um ein lokal wirksames Medikament handelt. Systemische Nebenwirkungen sind daher nicht zu erwarten, lokale jedoch schon: Wenn das Fett nicht aus dem Darm ins Blut gelangt, so entstehen Fettstühle. Und die haben die Eigenschaft, relativ geruchsintensiv zu sein und gelegentlich unwillkürlich abzugehen. Viele Anwender berichten unter einer Orlistat-Therapie über ölige und schmierige Stühle, die natürlich umso intensiver sind, je mehr Fett konsumiert wird. Auf keinen Fall also sollte man die Strategie verfolgen: Hinein mit der Schweinshaxe und dann eine Tablette Xenical/Alli hinterher, damit das Fett nicht aufgenommen wird. Diese Taktik könnte im wahrsten Sinne des Wortes in die Hose gehen.

Sibutramin (Reductil®)

Anders als Xenical/Alli wirkt Reductil nicht im Darm, wo das Fett aufgenommen wird, sondern im Kopf, wo der Hunger entsteht. Dort hat es im Wesentlichen zwei Effekte. Zum einen erhöht es die Konzentration von Serotonin, was ein schnelles Sättigungsgefühl vermittelt. Zum anderen steigert Serotonin die Fähigkeit des Körpers, Energie in Wärme zu verwandeln. Beides hat einen deutlich gewichtssenkenden Effekt. Da Reductil im Gegensatz zu früheren Appetitzüglern keine suchtauslösende Wirkung hat, stellt es eine sinnvolle Erweiterung des Spektrums gewichtsreduzierender Maßnahmen dar. Aber auch Sibutramin hat Nebenwirkungen. Vor allem steigert es den Blutdruck, sodass es für Personen mit Bluthochdruck nicht geeignet ist.

Beide Präparate sind verschreibungspflichtig (Orlistat ist allerdings seit Juni 2009 unter der Bezeichnung »Alli®« in halber Dosierung rezeptfrei erhältlich). Auch wenn die genannten Medikamente ihre Wirksamkeit in großen Studien unter Beweis gestellt haben, so können sie eine Ernährungsumstellung niemals ersetzen. Wer meint, er könne mit Medikamenten »den Weg der Bequemlichkeit« gehen und auf körperliche Betätigung und eine Ernährungsumstellung verzichten, der wird auch mit diesen Präparaten auf seinen Pfunden sitzen bleiben.

Designerhormone

In den Labors der Universitäten und der pharmazeutischen Industrie sind eine Fülle von synthetischen Geschlechtshormonen entstanden – alle Gestagene und viele Östrogene kommen nicht in der Natur vor, sondern verdanken ihre Entstehung dem Reagenzglas. Dabei wurden die Forscher immer ehrgeiziger: Gesucht werden inzwischen Substanzen, die nur noch einen, ganz speziellen Teil der Östrogen- oder Gestagenwirkung haben, z. B. nur in einem Organ wirken und in allen anderen nicht. Mit solchen Substanzen kann man weitaus gezielter behandeln als mit den »Breitband-Hormonen«. Zwei dieser Designerhormone wollen wir Ihnen hier vorstellen.

SERMs gegen Osteoporose

SERM steht als Abkürzung für Selektive-Estrogenrezeptor-Modulatoren – ein weiteres jener Wortungetüme, die inzwischen die medizinische Fachsprache beherrschen. Was steckt dahinter? Zunächst einmal die Erkenntnis, dass es im menschlichen Körper zwei verschiedene Östrogenrezeptoren gibt (die Schlösser zum Aufschließen der Zellen, siehe S. 15). Je nach Organ sind diese Rezeptoren verschieden verteilt und haben auch unterschiedliche Wirkungen – mal wirken sie stimulierend, mal hemmend. Werden diese Rezeptoren gezielt (selektiv) aktiviert, können mit der gleichen Substanz sowohl östrogene als auch antiöstrogene Effekte erzielt werden. Genau dies tun SERMs, die inzwischen eine ganze Gruppe von Wirkstoffen sind. Da wo die Östrogenwirkung erwünscht ist, also etwa am Knochen, wirken sie wie Östrogene. Dort wo die Östrogenwirkung eher unerwünscht ist – das ist vor allem an der Brust –, wirken sie wie Antiöstrogene. Haben wir damit also nicht das ideale Präparat für die Wechseljahre? Nicht ganz. Zum einen gehen SERMs, wie die klassischen Hormonersatzpräparate auch, mit einem leicht erhöhten Thromboserisiko einher. Zum anderen wirken sie gegen eine bestimmte Gruppe von klimakterischen Beschwerden überhaupt nicht; und das sind die psychovegetativen Symptome. Weder Hitzewallungen noch depressive Verstimmungen werden durch SERMs gebessert. Manchmal ist sogar das Gegenteil der Fall. Für eine Patientin mit akuten Wechseljahresbeschwerden sind SERMs daher nicht die richtige Wahl. Ihren Platz haben sie daher hauptsächlich bei älteren Frauen in der Therapie der Osteoporose. Künftige Generationen von SERMs könnten auch zur Prophylaxe des Brustkrebses eingesetzt werden.

Tibolon bei Lustmangel

Tibolon (Liviella®) ist eigentlich ein Gestagen, also ein synthetisches Gelbkörperhormon. Nach dem Einnehmen wird es im Körper in unterschiedliche Substanzen weiter verstoffwechselt. Diese Substanzen haben teilweise östrogene, teilweise gestagene und teilweise auch androgene Wirkungen.

Dies hat mehrere Vorteile. Zum einen wird die Gebärmutterschleimhaut nicht stimuliert, es kommt also nicht zu unerwünschten Blutungen. Auch die Brust wird nur wenig belastet. Insbesondere Frauen, die schon auf niedrig dosierte Östrogenpräparate mit Brustspannen reagieren, profitieren also von der Tiboloneinnahme. Was Tibolon von anderen Hormonersatzpräparaten darüber hinaus unterscheidet, ist die Tatsache, dass es auch einen leicht androgenen Effekt hat, also wie ein männliches Geschlechtshormon wirkt. Ein Mangel an Androgenen führt bei Frauen zu unterschiedlichen Symptomen. Der Verlust des sexuellen Verlangens (Libido) ist dabei an erster Stelle zu nennen (siehe hierzu auch S. 64). Steht diese Problematik im Vordergrund, so ist die Einnahme von Tibolon ein sinnvoller Versuch. Ein »Viagra für Frauen«, als das es eine Zeit lang beworben wurde, ist Tibolon allerdings nicht. Liegen bereits Zeichen eines erhöhten Androgenspiegels vor – etwa Haarausfall oder eine fettige Haut – so ist bezüglich des Tibolons eher Zurückhaltung geboten.

Hormontherapie von Zyklusstörungen und Lustverlust

Zyklusstörungen haben sehr oft eine hormonelle Ursache. Je nach Art und Umfang der Zyklusstörung wird eine individuell angepasste Hormontherapie verordnet, welche die Probleme meist rasch behebt. Und auch wenn die Lust entschwunden ist, und Sie unter dieser Situation leiden, kommt nach Ausschluss von Lustkillern, die nichts mit dem Hormonhaushalt zu tun haben, eine Hormontherapie infrage. Dazu stehen DHEA und Testosteron zur Verfügung.

Zyklusstörungen

Eine **Schmierblutung nach der eigentlichen Menstruation** ist zumeist Ausdruck der Tatsache, dass die Östrogenproduktion nicht in ausreichendem Maße in Gang kommt. Dieser Mangel lässt sich rasch beheben, am besten mit den neuen Östrogenpräparaten in Gelform, die über die Haut zugeführt werden. Sie sind nicht nur gut verträglich, sondern erlauben auch eine sehr geringe, individuell angepasste Dosierung. Es kann einige Zeit dauern, bis Sie die richtige Dosis gefunden haben, aber fast immer lässt sich das Problem auf diese Weise lösen.

Schmierblutungen, die vor der Menstruation auftreten, sind Zeichen eines zu schnellen Absinkens des Gelbkörperhormons, welches die zweite Zyklushälfte dominiert. Auch dieses lässt sich ersetzen. Entweder in Form von synthetischen Gestagenen oder – was besser ist – in Form des körpereigenen Progesterons. Dies steht in Deutschland nur in Tablettenform zur Verfügung, da Progesteron über die Haut nicht gut aufgenommen wird. Nehmen Sie die Tablette abends – Progesteron macht ein wenig müde. Einige spezialisierte Apotheken bieten auch individuell angefertigte Progesteron-Gels an. Da bei prämenstruellem Schmieren meist nur eine geringe Menge an Gelbkörperhormon fehlt, werden diese Gels in manchen Fällen ausreichen.

Blutungen in der Zyklusmitte können sehr wirksam durch die Injektion von luteinisierendem Hormon (LH) gestoppt werden. Allerdings stellt sich die Frage, ob sich der Aufwand lohnt. Meistens dauern diese mittzyklischen Blutungen höchstens ein bis zwei Tage und sind nur schwach. Eine absolut effektive Methode, derartige Blutungen zu unterdrücken, ist die Einnahme eines Ovulationshemmers. Keine Ovulation – keine Ovulationsblutung. Auch prä- und postmenstruelle Schmierblutungen verschwinden unter der Pille zumeist rasch. Da die Menge an zugeführten Hormonen bei Pillenanwenderinnen absolut stabil ist, stellt sich auch ein stabiler Zyklus ein. Die Intensität der Blutung ist darüber hinaus häufig geringer, da die in der Pille enthaltenen Gestagene die Gebärmutterschleimhaut nur wenig stimulieren. Dieser Effekt ist bei einigen Gestagenen ausgeprägter als bei anderen.

Beim **PCO-Syndrom**, das ja ebenfalls mit Blutungsstörungen einhergeht, wird bei Kinderwunsch das Antiöstrogen Clomifen® (siehe S. 56) eingesetzt. In der Reproduktionsmedizin, also bei der Behandlung von Frauen mit unerfülltem Kinderwunsch, leistet es seit vielen Jahren gute Dienste. Zumeist wird es vom 5. bis zum 9. Zyklustag in einer Dosierung von 50 oder 100 mg

gegeben. Dies ist eine relativ einfache Maßnahme, die jeder Gynäkologe durchführen kann. Führt auch die Behandlung mit Clomifen® nicht zum Erfolg, gibt es weitere Maßnahmen, den Eisprung herbeizuführen. Dies sollte jedoch möglichst in entsprechenden spezialisierten Praxen (IVF-Zentren) erfolgen. Besteht kein Kinderwunsch, lässt sich das PCO-Syndrom am einfachsten mit einem Ovulationshemmer behandeln. Weiteres zu allen Zyklusstörungen finden Sie ab S. 44.

Libidomangel

DHEA (siehe S. 79) ist ein Hormon der Nebennierenrinde, das im Wesentlichen als Vorläuferhormon dient. Die Einnahme von DHEA ist also eine recht elegante Möglichkeit, die körpereigenen Androgenspiegel von Frauen anzuheben. Eine Dosierung von 10 mg ist zumeist ausreichend, die Einnahme sollte morgens erfolgen. Im Gegensatz zu den Vereinigten Staaten, wo DHEA frei verkäuflich ist, ist es in Deutschland rezeptpflichtig. Ob das DHEA zu niedrig ist, lässt sich im Übrigen durch eine einfache Laboruntersuchung feststellen.

Sollte die Gabe von DHEA nicht den gewünschten Effekt erzielen, kommt Testosteron zum Einsatz. Es wird jedoch in Tablettenform nicht gut vom Körper aufgenommen. Wesentlich besser ist die Zufuhr über die Haut. Speziell für Frauen gibt es inzwischen ein Testosteronpflaster mit Namen Intrinsa®, welches die fehlenden männlichen Hormone in einer Dosis ersetzt, die auf den weiblichen Organismus

TIPP AUS DER PRAXIS

Das Testosteron aus der Spritze

Das Testosteronpflaster ist gut verträglich und speziell für die Indikation des weiblichen Libidomangels konzipiert. Dennoch gibt es Frauen, die Pflaster nicht mögen oder diese auch deshalb nicht schätzen, weil ihr Sexualpartner dann vielleicht sieht, dass sie eines tragen. In diesen Fällen gibt es noch die Möglichkeit, das Pflaster durch ein Gel zu ersetzen, welches nach dem Auftragen sofort in die Haut einzieht. Diese Testosterongele sind zwar für Männer konzipiert, enthalten aber die gleichen Hormone wie das Intrinsa®-Pflaster. Erinnern Sie sich daran, dass Männer durchschnittlich zehnfach höhere Testosteronkonzentrationen im Blut haben wie Frauen? Wenn Sie also das Testosterongel für Männer benutzen, das zumeist in handlichen Tagesdosen angeboten wird, benötigen Sie auch nur ein Zehntel der Menge. Wie bekommen Sie das so exakt hin? Am besten, indem Sie sich den Inhalt einer Tagesdosis in eine Einmalspritze aus Plastik aufziehen. Derartige Spritzen gibt es in jeder Apotheke. Sie können dann entsprechend der auf der Spritze aufgetragenen Skalierung sehr genau ein Zehntel der Dosis auf die Haut auftragen. Benutzen Sie dazu am besten den Oberschenkel oder den Oberarm. Wenn Sie unsicher sind, lassen Sie sich das Ganze vom Apotheker noch einmal genau zeigen. Die Restmenge muss trocken und lichtgeschützt aufbewahrt werden. Die Anwendung sollte täglich erfolgen. Es braucht allerdings ein wenig Zeit, bis sich die Wirkung entfaltet. Veranschlagen Sie etwa 6–8 Wochen, bevor Sie sich ein abschließendes Urteil bilden.

---

zugeschnitten ist. Zugelassen ist dieses Pflaster nur für Frauen, denen durch einen chirurgischen Eingriff beide Eierstöcke und damit der Hauptproduktionsort für Androgene entfernt wurden. Aber selbstverständlich lässt es sich bei allen Formen des Testosteronmangels einsetzen, auch wenn die Eierstöcke noch vorhanden sind.

Achtung Opernsängerinnen!

Natürlich können wir dieses Kapitel nicht beenden, ohne auf die möglichen Risiken und Nebenwirkungen einer solchen Behandlung einzugehen. Selbstverständlich gibt es diese auch bei der Testosteronsub-

stitution, wie bei jeder Art von Hormonbehandlung. Übermäßig hohe Androgenspiegel stimulieren die Talgdrüsen der Haut. Die Folge ist eine fettige Haut mit einer vermehrten Neigung zu Pickeln und Mitessern. Im Bereich der Haare hat Testosteron eine differenzierte Wirkung. Es lässt die Körperbehaarung sprießen, die Kopfhaare jedoch eher ausfallen – umgekehrt wäre es sicherlich schöner. Aber genau dies ist der Grund, warum Männer zu Geheimratsecken und behaarten Beinen neigen.

Nach der Lektüre der letzten Zeilen werden Sie sich nun sicher denken: Dann lieber eine etwas reduzierte Libido als Haarausfall und Damenbart. Aber wie fast alles im Bereich der Hormone sind natürlich auch diese Nebenwirkungen eine Frage der Wirkspiegel. In der üblichen, für Frauen angepassten Dosierung treten sie nicht auf. Mehr als 95 % aller Patientinnen tolerieren zum Beispiel das Intrinsa®-Pflaster ohne jede unerwünschte Begleiterscheinung. Es gibt jedoch auch einen kleinen Prozentsatz von Frauen, die auf Androgene mit Nebenwirkungen reagieren, weil ihre Rezeptoren für diese Hormone überaus empfindlich sind. Wer zu dieser kleinen Gruppe gehört, lässt sich im Voraus nur schwer feststellen. Es kommt also auf den

Versuch an. Diesen kann frau allerdings auch deshalb bedenkenlos unternehmen, weil die eventuellen Nebenwirkungen auf Haut und Haare sich nach Absetzen des Testosterons rasch und vollständig zurückbilden. Eine einzige mögliche Nebenwirkung ist davon ausgenommen. Gelegentlich führt Testosteron dazu, dass die Stimme ein wenig tiefer wird. Auch dies kennen wir ja von Männern. Die Veränderungen sind meist so diskret, dass sie niemandem auffallen, auch den behandelten Patientinnen selbst nicht. Falls Sie allerdings hauptberuflich als Sopranistin ihr Geld verdienen, sollten Sie diese Nebenwirkung berücksichtigen.

Haut und Hormone – Hormonkosmetik eröffnet neue Dimensionen

Östrogene sind Anti-Aging-Hormone. Sie verlangsamen den Alterungsprozess vieler Gewebe, darunter auch der Haut. Die positiven Wirkungen von Hormonen auf Haut, Haare und Nägel sind zwar schon seit Langem bekannt, fanden aber unter Medizinern allenfalls beiläufige Beachtung. Mit dem Siegeszug der »Lifestyle-Medizin« rücken die kosmetischen Effekte von Hormonpräparaten zunehmend in den Blickpunkt. Viele Frauen wünschen sich auch im Alter eine faltenfreie Haut, volles Haar und feste Nägel. Im folgenden Kapitel wollen wir Ihnen einen kleinen Einblick in die Möglichkeiten geben, die Fortschritte der Dermatologie und der Hormontherapie für ästhetische Zwecke zu nutzen.

Die Haut altert doppelt

Wie jedes Organ, so altert auch die Haut. Als Grenzfläche zwischen Innen- und Außenwelt ist sie aber einem doppelten Alterungsprozess ausgesetzt. Wir unterscheiden zwischen einer äußeren (exogenen) Hautalterung, die hauptsächlich durch freie Radikale und UV-Strahlung (Foto-Aging) ausgelöst wird und einer inneren (endogenen) Hautalterung, bei der neben genetischen Faktoren der Hormonmangel in den Wechseljahren eine entscheidende Rolle spielt. Beide Arten der Hautalterung lassen sich jedoch beeinflussen: die exogene Hautalterung hauptsächlich durch die Zufuhr von schützenden Antioxidanzien, die endogene Hautalterung im Wesentlichen durch den Ersatz der fehlenden Hormone. Diese können sowohl systemisch in Form einer Hormonersatztherapie als auch lokal in Form von hormonhaltigen Cremes und Salben zugeführt werden. Letztere müssen allerdings vom Arzt rezeptiert und vom Apotheker angefertigt werden. Die Kosten sind dadurch zwar relativ hoch. Im Gegensatz zu vielen anderen »Anti-Falten-Cremes« haben diese Hormonkosmetika jedoch einen Vorteil: sie wirken.

Der Alterungsprozess der Haut beginnt früh. Bereits ab 25 speichert die Haut weniger Feuchtigkeit, ab 30 lässt die Produktion von Hautfett pro Jahr um ca. drei Prozent nach. Mit dem Beginn der Wechseljahre schreitet dann die Hautalterung rasch voran. Aufgrund des Hormonmangels wird die Haut dünner und trockener. Vor allem die Dicke der obersten Hautschicht, der Epidermis, nimmt ab. Die elastischen Fasern (Kollagene) der darunter liegenden Lederhaut werden unbeweglich und können die Verformungen nicht mehr so gut ausgleichen. Fältchen und Falten entstehen. Diese Hautveränderungen sind jedoch weniger Ausdruck des »normalen Alterungsprozesses« als vielmehr die Folgen eines Hormonmangels. Für die Praxis bedeutet das: Durch den Ersatz der fehlenden Hormone lassen sich viele dieser Veränderungen rückgängig machen.

Frauen, die Hormonersatzpräparate einnehmen, berichten häufig auch über ihr »blühendes Aussehen«. Richtig eingesetzt, kann eine Hormonsubstitution dabei zweierlei bewirken. Zum einen gleicht sie den wechseljahresbedingten Hormon-

mangel durch Zufuhr der fehlenden Östrogene aus, was messbare Effekte auf die Hautdicke und -qualität hat. Zum anderen können auch eventuelle überschießende Androgenspiegel korrigiert werden. Wechseljahre zeichnen sich nämlich nicht nur durch einen Hormonmangel, sondern häufig auch durch ein Hormonungleichgewicht aus. Während die in den Eierstöcken gebildeten weiblichen Geschlechtshormone absinken, bleibt die Konzentration der zum großen Teil in der Nebennierenrinde gebildeten männlichen Geschlechtshormone hoch. Ähnlich wie bei jungen Mädchen in die Pubertät führt dann das Überwiegen der Androgene zu fettiger und unreiner Haut, teilweise mit akneartigen Veränderungen. Auch eine unerwünschte Zunahme der Körper- und Gesichtsbehaarung (Damenbart) kann die Folge erhöhter Androgenspiegel sein. Durch die Wahl eines Hormonsubstitutionspräparates mit einem antiandrogen wirkenden Gestagenanteil lässt sich auch dieses Hormonungleichgewicht beheben.

Was bewirken Hormone nun genau an der Haut? Östrogene fördern die Bildung von Hyaluronsäure und sogenannten Mukopolysacchariden. Dies sind stark wasserbindende Quellstoffe. Allein ein Gramm Hyaluronsäure bindet fünf Liter Wasser. Die vermehrte Bildung dieser Substanzen führt somit zu einer Speicherung von Flüssigkeit in der Haut. Die Haut wird dicker, kleine Fältchen glätten sich. Aber nicht nur die Hautdicke nimmt zu, auch die Hautqualität verbessert sich. Östrogene stimulieren nämlich darüber hinaus die Neubildung von Kollagen und Elastin in der Lederhaut.

Straffheit und Elastizität nehmen zu. Und schließlich verbessern Gestagene auch noch die Durchblutung der Haut. Auch dies hat kosmetische Auswirkungen. Die Haut sieht frischer und rosiger aus.

Den Gewebeabbau hemmen

Doch auch die zweite Gruppe von Geschlechtshormonen, die Gestagene, besitzen ein kosmetisches Potenzial. Sie hemmen eine Gruppe von Enzymen, die für den Bindegewebeabbau verantwortlich sind, indem sie das stützende Fasergewebe unserer Haut wie winzige Scheren in kleine Stücke zerschneiden. Bei einer Bindegewebeschwäche liegt häufig eine Überaktivität dieser Enzyme vor. Gestagene sind wirksame Gegenspieler dieser Enzyme und können so den Bindegewebeabbau bremsen.

Will man nun die weiblichen Geschlechtshormone gezielt zu kosmetischen Zwecken nutzen, so lassen sich diese auch in entsprechende Cremes und Salben einarbeiten. Hierzu sollten Sie sich jedoch an Gynäkologen wenden, die auf diesem Gebiet spezialisiert sind. Auch der Apotheker braucht einiges an Erfahrung zur Herstellung dieser anspruchsvollen Produkte. Nicht vergessen sollte man schließlich auch, dass Hormone – auch wenn sie lokal aufgetragen werden – zu einem gewissen Teil über die Haut in den Körper gelangen werden und damit systemische Wirkungen entfalten. Aus diesem Grunde sollte man für die Hormonkosmetik aus der Gruppe der weiblichen Geschlechtshor-

mone nicht das sonst übliche β-Östradiol verwenden, sondern Östriol. Dieses wirkt auf die Haut fast genau so effektiv wie das Östradiol, hat aber kaum systemische Nebenwirkungen und belastet auch nicht die Gebärmutterschleimhaut, wenn es in den Körper aufgenommen wird.

Warum haben Männer keine Zellulitis?

Neben der alternden Haut mit ihren Falten und Fältchen macht vielen Frauen noch ein anderes kosmetisches Problem Sorgen: die Zellulitis. Dass bei der gefürchteten Orangenhaut die Hormone offensichtlich eine große Rolle spielen, lässt sich bereits an einem einfachen Sachverhalt erkennen. Männer – auch dicke Männer – bekommen keine Zellulitis. Der Grund: ihr Fettgewebe besitzt eine andere Mikroarchitektur. Bei Frauen ist das Unterhautfettgewebe durch säulenartige Bindegewebestränge aufgeteilt. Füllen sich die Kammern zwischen den Säulen mit Fett und wird dann zusätzlich noch Wasser eingelagert, wölbt sich das Unterhautfettgewebe matratzenartig durch die Oberhaut – die verhasste Zellulitis entsteht. Bei Männern ist das Fettgewebe weniger säulenartig aufgebaut, dafür enthält es zahlreiche bindegewebige Quervernetzungen – die beste Prophylaxe gegen Zellulitis.

Ursache für die Zellulitis ist in diesem Fall also einmal nicht der Östrogenmangel, sondern im Gegenteil ein lokaler Mangel an Androgenen. Aber auch dieser lässt sich beeinflussen. Drei Möglichkeiten, durch

125

WAS SONST NOCH HILFT

Vitamine für die Haut

Für die exogene Hautalterung sind vor allem die freien Radikale verantwortlich. Gegen diese aggressiven Moleküle schützt sich der Körper durch sogenannte Antioxidanzien oder auch Radikalenfänger. Auch diese lassen sich in Salben und Cremes einbringen. Zu den wirksamsten Radikalenfängern gehört Vitamin E. Von außen aufgetragen, wird es über die Haarfollikel aufgenommen und gelangt durch die Hornschicht bis in die tieferen Hautareale. Stunden nach der äußerlichen Anwendung befindet sich der größte Teil in der noch tiefer gelegenen Lederhaut, die als Speicher fungiert. Vitamin E ist somit nicht nur nützlich in Hautpflegeprodukten, sondern auch als Zusatz von Haarshampoos oder Haarkuren, da nicht alles ausgewaschen wird, sondern ein Teil des Vitamins in die Kopfhaut einzieht und Haut und Haare schützt.

Gute Wirksamkeit zeigt auch das Vitamin A, das in der Haut über mehrere Zwischenstufen in Vitamin-A-Säure umgewandelt wird. Dieses »Hauterneuerungsvitamin« greift in mehrere Stoffwechselprozesse der Haut ein. Es stabilisiert die Oberhaut, normalisiert die Pigmentierung und unterstützt das Östrogen bei der Neubildung von Kollagen. Da Cremes mit hohen Konzentrationen von aktivem Vitamin A die Haut lichtempfindlich machen können, eignen sie sich besonders als Nachtcreme.

Hormonkosmetika die Zellulitis zu beeinflussen, stehen zur Verfügung:
- die direkte Zufuhr von Androgenen
- der Einsatz von Antiöstrogenen
- die Verwendung von Aromatasehemmern

Aromatasehemmer sind Substanzen, welche die vor allem im Fettgewebe stattfindende Umwandlung von Androgenen in Östrogene blockieren. Dies erhöht die lokale Androgenkonzentration. Antiöstrogene senken dagegen direkt am Ort der Auftragung die Konzentration von Östrogenen, woraus ein relatives Überwiegen der Androgene resultiert. Bei der Verwendung von männlichen Geschlechtshormonen sollte unbedingt darauf geachtet werden, nur solche Androgene zu verwenden, die nicht sofort in Östrogene weiter aromatisiert werden, da sonst die Situation sogar eher verschlechtert wird. Ein hierfür geeignetes Androgen ist das Androstanolon.

Neben der hormonellen Beeinflussung der Mikroarchitektur des Fettgewebes stehen natürlich auch noch andere Behandlungsmöglichkeiten zur Verfügung. Eine Gewichts- und damit auch Fettgewebereduktion hat immer auch einen günstigen Einfluss auf die Zellulitis. Eine Straffung des Bindegewebes erreicht man nicht nur durch die Zufuhr von Hormonen, sondern auch durch Sport, insbesondere durch Ausdauersport. Und schließlich lässt sich die ödematöse Komponente der Zellulitis auch durch besondere Massageformen günstig beeinflussen, die den Lymphabfluss verbessern. Hierzu stehen inzwischen spezielle Geräte zur Verfügung.

Sinkende Hormonspiegel – schwindende Haarpracht

Die Tatsache, dass auch die Haarpracht eng mit den Geschlechtshormonen verbunden ist, ist ebenfalls seit Langem bekannt. Hier haben die Männer die deutlich schlechteren Karten gezogen. Androgene spielen beim Haarausfall eine entscheidende Rolle, weshalb Geheimratsecken und Glatzköpfigkeit beim »starken Geschlecht« häufiger anzutreffen sind. Dass umgekehrt die Östrogene einen ausgesprochen positiven Effekt auf das Kopfhaar haben, wissen viele Frauen noch von ihrer Schwangerschaft. In dieser Lebensphase, in der die Östrogenspiegel ausgesprochen hoch sind, zeichnen sich auch die Haare durch besondere Fülle aus. Nach der Schwangerschaft, wenn die Östrogenspiegel wieder sinken, registrieren dann viele Frauen mit Schrecken, dass die Haare vermehrt ausfallen. Dies ist allerdings nur ein vorübergehender Zustand.

Anders verhält es sich während der Wechseljahre. Hier kommt es zu einem dauerhaften Versiegen der Östrogenproduktion. Viele Frauen berichten dann, dass ihre Haare dünner und weniger werden. Dieser Effekt lässt sich durch eine Hormonsubstitution ausgleichen, die besonders effektiv ist, wenn die Östrogene zusätzlich mit einem antiandrogenen Gestagen kombiniert werden. Neben der systemischen Hormonsubstitution gibt es aber auch hier die Möglichkeit, Östrogene in Haarwasser einzuarbeiten und gezielt auf die Kopfhaut aufzutragen. Diese Haarwässer können individuell vom Arzt rezeptiert werden, einige sind auch als fertige Präparate erhältlich (z. B. El Cranell®). Eine weitere Substanz, die kein Hormon ist, aber eine sehr gute Wirkung auf das Haarwachstum besitzt, ist Minoxidil. Es wird ebenfalls in Form von Haarwässern angewendet, in Deutschland ist es unter dem Handelsnamen Regaine® erhältlich.

Fachleute sind gefragt

Die medizinische Kosmetik bedeutet für die Anwenderin einen Quantensprung hinsichtlich der Wirksamkeit und Effektivität von kosmetischen Produkten. Klassische Kosmetika werden derartige Wirkungen nie erzielen können, da sie keine medizinischen Inhaltsstoffe (zu denen auch die Hormone zählen) enthalten dürfen. Während die Veränderungen an der Haut relativ rasch spür- und sichtbar sind, ist bei der Behandlung des Haarausfalls jedoch Geduld gefragt. Sowohl Östrogene als auch Minoxidil wirken vor allem über eine Stimulation des Neuwachstums der Haare. Bevor dies allerdings sichtbar ist, dauert es etwa drei Monate. So lange sollte eine entsprechende Behandlung auch tatsächlich durchgeführt werden – vorher lässt sich keine wirkliche Aussage über deren Wirksamkeit oder Unwirksamkeit machen.

Und noch etwas ist wichtig. Im Rahmen der medizinischen Kosmetik hat es wenig Sinn, irgendeine Rezeptur in die nächste Apotheke zu tragen und dann mit der Behandlung zu beginnen (weshalb an dieser Stelle auch keine Rezepte veröffentlicht werden). Hormonkosmetika sollten individuell verordnet und angepasst werden. Dazu bedarf es eines in der Hormontherapie versierten Gynäkologen mit speziellen Kenntnissen auf kosmetischem Gebiet.

Darüber hinaus braucht es eine Apotheke, die in der Herstellung entsprechender Präparate über ausreichende Erfahrungen verfügt. Nur dann kann dieser neue und anspruchsvolle Bereich auf der Grenze zwischen Medizin und Kosmetik auch angemessen umgesetzt werden.

Ein Verzeichnis von Ärzten, die mit Hormonkosmetik arbeiten, finden Sie unter www.a-b-f.de

Hormonhaushalt natürlich stärken

Wenn Sie an nicht allzu starken Wechseljahresbeschwerden leiden und ohne HRT auskommen wollen, können Sie versuchen, Ihren Hormonhaushalt auf natürlichem Weg zu stärken und die Beschwerden durch gezielte Ernährung und Bewegung in den Griff zu bekommen.

Pflanzenhormone

Zwei Gruppen von Pflanzenhormonen sind zur Behandlung klimakterischer Symptome geeignet. Beide haben ihre Wirksamkeit im Rahmen von klinischen Studien belegen können. Allerdings wirken sie deutlich schwächer als die klassische Hormonersatztherapie (siehe S. 100), sodass sich der Einsatz dieser Präparate eher bei leichten bis mittleren Beschwerden empfiehlt.

Cimicifuga-Präparate (Traubensilberkerze)

Die Traubensilberkerze, ein Hahnenfußgewächs, stammt ursprünglich aus Nordamerika. Bereits die amerikanischen Ureinwohner schätzten ihre Heilkraft und setzten sie vor allem zur Geburtserleichterung und bei Menstruationsschmerzen ein. In Europa werden Cimicifuga-Präparate seit vielen Jahrzehnten zur Behandlung psychovegetativer Wechseljahresbeschwerden genutzt. Insbesondere gegen Hitzewallungen zeigen sie eine gute Wirkung. Erste Studien deuten auf einen Einfluss auf die Knochenfestigkeit hin. Dies muss aber noch weiter geprüft werden. Ihr Schutzeffekt gegen organische Hormonmangelerkrankungen ist dagegen eher gering. Cimicifuga-Extrakte können sowohl in Tabletten- wie in Tropfenform angewendet werden. Auch in homöopathischer Darreichung werden sie genutzt.

Isoflavone oder Phytoöstrogene

Die zweite große Gruppe von Pflanzenhormonen sind die Isoflavone, die auch unter dem Namen Phytoöstrogene bekannt sind. Streng genommen sind sie keine Phytoöstrogene, sondern eher Phyto-SERMs (siehe S. 119). Dies bedeutet: Sie haben sowohl östrogene als auch antiöstrogene Wirkungen.

Hauptsächlich finden sich Isoflavone in Soja. In allen asiatischen Ländern, in denen Soja Grundnahrungsmittel ist, wird daher eine hohe Menge dieser Pflanzenhormone mit der Nahrung zugeführt. Japanische Frauen betreiben also eine Art lebenslange Hormonersatztherapie durch die Ernährung. Die Folgen sind verblüffend. Klimakterische Beschwerden sind in Japan so gut wie unbekannt, es gibt dort noch nicht einmal ein Wort für Hitzewallungen. Japanische Frauen haben die höchste Lebenserwartung der Welt und erkranken aufgrund der SERM-artigen Wirkung der Isoflavone auch deutlich seltener an Brustkrebs. Kurze Hinweise zu einer mit Phytoöstrogenen angereicherten Ernährung finden Sie auf den nächsten Seiten.

Schweißbekämpfung ohne Hormone: Salbei

Gegen übermäßiges Schwitzen wird seit alters her das Lippenblütlergewächs Salbei eingesetzt, das auch als Küchengewürz beliebt ist. Gegen Hitzewallungen können Sie Salbeitee trinken (mehrmals täglich 2 TL geschnittene Salbeiblätter mit einem Glas heißem Wasser aufgießen), oder einen wässrigen Extrakt aus getrockneten Salbeiblättern (aus der Apotheke) einnehmen. In einer Studie wirkte der Extrakt geringfügig stärker als der Tee.

Phytoöstrogene in der Ernährung

Phytoöstrogene, die in mehr als 100 Pflanzen nachgewiesen worden sind, haben eine etwa um den Faktor 1 000 schwächere östrogene Wirkung als menschliche oder synthetische Östrogene. Durch eine gezielte Umstellung der Ernährung können Sie jedoch durchaus Mengen davon aufnehmen, die eine spürbare Wirkung entfalten – das beste Beispiel, dass dies funktioniert, sind die bereits oben erwähnten japanischen Frauen. Weitere Phytoöstrogene neben den Isoflavonen sind die Coumestane und die Lignane, die in Alfalfasprossen bzw. in Leinsamen, geschälten Sojabohnen, Hülsenfrüchten und Vollkorngetreide vorkommen. Die höchsten Konzentrationen an Isoflavonen finden sich in Hülsenfrüchten wie Sojabohnen, Kichererbsen, Bohnen Süßkartoffeln, Karotten und Knoblauch, geringe Spuren davon z. B. auch in Kuhmilch und Bier.

Traditionelle japanische Nahrung enthält etwa 200 g Sojaprodukte täglich, was gemeinsam mit der übrigen Kost einen durchschnittlichen Verzehr von 20–80 mg Phytoöstrogenen pro Tag ergibt. Zum Vergleich: Niederländerinnen im Alter zwischen 50 und 70 Jahren verzehren unter 1 mg Phytoöstrogene täglich. Da unsere Ernährungsgewohnheiten eher denen der Holländerinnen als der der Japanerinnen ähneln, können Sie sich nun vorstellen, wie weitgehend eine Ernährungsumstellung sein muss, die Ihnen genügend Phytoöstrogene liefert. Dabei ist auch zu berücksichtigen, dass verarbeitete Sojaprodukte wie Tofu, Sojagetränke oder die indonesische Sojazubereitung Tempeh meist wesentlich weniger Phytoöstrogene enthalten als Sojamehl, das bis zu 300 mg Isoflavone pro 100 g Mehl enthalten kann. Wie viel Isoflavone man täglich verzehren sollte, ist schwer zu beurteilen. 1 g Soja-protein enthält ungefähr 2 mg Isoflavone. Wenn Sie z. B. morgens und abends je ein Glas Sojamilch trinken und mittags ein Gericht mit Tofu zubereiten, können Sie auf etwa 50 mg Isoflavone kommen.

Welche Wirkungen können Sie von einer Ernährungsumstellung mit Aufnahme vieler Phytoöstrogene erwarten? Diese Frage ist nicht leicht zu beantworten. Vergleichsstudien mit »Sojakost« gegenüber »Normalkost« haben keine eindeutigen Ergebnisse hinsichtlich der Beschwerden erbracht; Hitzewallungen wurden in einigen Studien gebessert. Möglicherweise sinkt durch den Verzehr von Phytoöstrogenen das Brustkrebsrisiko, allerdings muss dann mit dem Sojakonsum früh angefangen werden. Eines ist jedoch sicher: Die asiatische Küche bietet ebenso wie die mediterrane (die ebenfalls wesentlich mehr Hülsenfrüchte auf dem Speiseplan hat als unsere Kost) eine insgesamt gesündere Ernährung mit mehr pflanzlichen Inhaltsstoffen, mehr Ballaststoffen, weniger Fett und geringerer Energiedichte.

Yoga und Sport lindern Beschwerden

Bewegung ist immer gut: zur Kontrolle des Körpergewichts, zur Vorbeugung von Herz-Kreislauf-Erkrankungen und Diabetes, zum Schutz vor Osteoporose und zur Verbesserung der Stimmungslage. Da die Wechseljahre mit all den genannten Problemen einhergehen können, ist regelmäßige körperliche Betätigung spätestens in dieser Lebensphase ein absolutes Muss. Eine langfristige Gewichtskontrolle ohne Sport ist in und nach den Wechseljahren praktisch nicht mehr zu schaffen – immerhin sinkt Ihr Grundumsatz nach dem 50. Lebensjahr um bis zu 25 Prozent ab, und parallel dazu die Kalorienaufnahme dauerhaft ebenfalls um ein Viertel zu reduzieren, ist kaum realisierbar – schließlich müssten Sie die Kalorien einsparen, ohne die Nährstoffversorgung zu gefährden. Auch beim PMS (siehe S. 57) hilft Bewegung gegen viele Beschwerden. Ein etwas unkonventioneller Weg, um ohne Medikamente möglicherweise einen Einfluss auf die hormonelle Situation nehmen zu können, ist das Hormon-Yoga.

Der etwas andere Weg: Hormon-Yoga

Die brasilianische Psychologin Dinah Rodrigues hat aus verschiedenen Yoga-Richtungen und anderen fernöstlichen Methoden, die den Energiehaushalt harmonisieren, wie Qi-Gong und tibetische Energietechniken, eine dynamische Yoga-Technik entwickelt, die sie als »Hormonelle Yoga-Therapie« bezeichnet. Dabei handelt es sich um eine energetische Technik, mit der der Prana-Körper, also die Lebensenergie, wieder aufgeladen und harmonisiert werden soll. Dadurch kann dieser, so die Theorie, den Hormonhaushalt wieder ins Gleichgewicht bringen. Neben dieser Energieaufnahme bewirkt Hormon-Yoga eine direkte Massage verschiedener Organe durch die dynamischen, mit Atemtechniken kombinierten Asanas (Körperübungen).

Hormon-Yoga besteht aus relativ einfach zu erlernenden Yoga-Übungen, die in einer festgelegten Abfolge nacheinander ausgeführt werden. Zusätzlich gibt es spezielle Übungen gegen Stress, Schlafstörungen und Panikattacken sowie Aufwärmübungen, die vor dem eigentlichen Programm zur Vorbereitung gedacht sind.

Die Technik des Hormon-Yogas soll nicht nur die Menopausensymptome bessern, sondern auch die Hormonspiegel messbar ansteigen lassen. Dabei werden – so die Autorin – die vier Hormondrüsen Eierstöcke, Schilddrüse, Hypophyse (Hirnanhangdrüse) und Nebenniere zur verstärkten Hormonproduktion angeregt, indem die Energie in diese Körperregionen gelenkt wird. Die Übungsreihen sollten mit nüchternem Magen, am besten vor dem Frühstück, möglichst täglich ausgeführt werden. Sie dauern etwa eine halbe Stunde, sofern man mit den Übungen und ihrer Abfolge bereits vertraut ist.

Bevor man mit dem Praktizieren von Hormon-Yoga beginnt, und dann in Abständen von jeweils drei bis vier Monaten, empfiehlt die Autorin eine Messung des Östrogen- und FSH-Spiegels, um den Effekt des Yogas zu dokumentieren. (Damit steht Dinah Rodrigues allerdings in einem gewissen Widerspruch zur Meinung der meisten Gynäkologen, die eine Hormonspiegelmessung in den Wechseljahren in der Regel für überflüssig halten – denn die Unterschiede nicht nur zwischen den Frauen, sondern auch bei derselben Frau an verschiedenen Messterminen sind zu groß, um einen Normwert festlegen zu können.) Außerdem werden die vorhandenen Symptome monatlich anhand einer Tabelle bewertet. Die Besserung sowohl der Symptome als auch der Hormonspiegel soll laut Autorin in einem »direkten Verhältnis« zur Übungshäufigkeit stehen, die ebenfalls festgehalten wird. Voraussetzung ist natürlich regelmäßiges Ausführen der Übungen.

Welcher Sport ist der richtige für mich?

Wichtigster Grundsatz für die körperliche Aktivität: Sie muss Ihnen Freude bereiten. Denn wenn Sie Jogging hassen und sich nur aus gesundheitlichen Gründen dazu zwingen, werden Sie alsbald jede Ausrede wie vermeintlichen Zeitmangel gelten lassen, nur um nicht laufen zu müssen. Suchen Sie sich also drei Sportarten aus, die Ihnen Spaß machen, und beginnen Sie nach und nach mit ihnen. Ja, Sie haben richtig gelesen: Drei Sportarten sollten es sein, denn Sie sollten nach Empfehlungen der Deutschen Gesellschaft für Sportmedizin und Prävention

- dreimal pro Woche aktiv werden und dabei
- die vier Bereiche Ausdauer, Kraft, Koordination und Flexibilität trainieren.

Eine Sportart, die alle vier Bereiche abdeckt, gibt es nicht. Genau dies ist aber wichtig, um den vollen gesundheitlichen Nutzen des Sports auszuschöpfen. Denn einseitiges Ausdauertraining nützt zwar dem Herz-Kreislauf-System, nicht aber den Knochen. Sie profitieren mehr von Krafttraining. Das Training von Kraft, Koordination und Flexibilität kann Gelenkerkrankungen entgegenwirken und senkt zudem Ihr Sturzrisiko – ein Aspekt, der in höherem Alter gemeinsam mit guter Knochenmineraldichte vor den gefürchteten Knochenbrüchen der Hüfte und des Unterarmes schützt. Und schließlich ist das Training auch abwechslungsreicher, wenn man unterschiedliche Bewegungsmuster und eventuell mit verschiedenen Leuten trainiert. Wie kann ein solcher Trainingsmix aussehen? Die Sportmediziner geben drei Beispiele (siehe Kasten).

Wenn Sie bereits eine erniedrigte Knochendichte haben, sollten Sie das Schwimmen durch eine Ausdauersportart ersetzen, bei der Sie Ihr Körpergewicht tragen müssen z.B. Nordic-Walking oder Joggen – das stellt einen starken Trainingsreiz für die Knochen dar. Bei Knieproblemen und starkem Übergewicht hingegen verzichten Sie besser aufs Joggen und fahren stattdessen Fahrrad oder gehen schwimmen.

GUT ZU WISSEN

Für den Fitness-Fan:
- 1 ×/Woche Schwimmen
- 1 ×/Woche Laufen mit integriertem zehnminütigem Gymnastikprogramm
- 1 ×/Woche Krafttraining im Fitnesszentrum oder im Verein

Für die Gemütliche:
- 1 ×/Woche Golfspielen
- 1 ×/Woche Radfahren in flachem und hügeligem Gelände
- 1 ×/Woche Pilates- oder Aerobictraining

Für die Individualistin:
- täglich das Gymnastikprogramm der »Fünf Tibeter«
- 1 ×/Woche Ballsport (z.B. Tennis)
- 1 ×/Woche Nordic-Walking
- 1 ×/Woche Schwimmen

Bei depressiver Stimmungslage ist neben der körperlichen Aktivität selbst das Tageslicht ein wichtiger positiver Faktor. Bewegung im Freien hebt die Stimmung stärker als Training bei Kunstlicht im Fitnessstudio oder in der Sporthalle.

133

Nachwort

Ein Buch über Hormone kann man eigentlich nicht zu Ende schreiben. Ist das letzte Kapitel abgeschlossen, gibt es bereits neue Erkenntnisse über weitere Wirkungen der Botenstoffe, hat eine internationale Forschergruppe wichtige Erkenntnisse über das komplexe Zusammenspiel von Hormonen und Neurotransmittern veröffentlicht oder es wurde sogar ein ganz neues Gewebshormon entdeckt. Die Endokrinologie ist eine überaus dynamische Wissenschaft geworden.

Insofern kann auch kein Buch für sich in Anspruch nehmen, endgültige Weisheiten oder Wahrheiten über Hormone zu verkünden. Es kann nur versuchen, den gegenwärtigen Stand des Wissens objektiv und verständlich darzustellen.

Dies gilt im besonderen Maße für das Feld der hormonellen Therapien. Hier hat es in letzter Zeit vor allem im Bereich der Hormonersatztherapie der Wechseljahre sehr unterschiedliche, teilweise sich direkt widersprechende Aussagen und Empfehlungen gegeben. Als praktisch tätiger Gynäkologe erlebe ich jeden Tag in meiner Sprechstunde, welche Verunsicherungen und Ängste daraus resultieren.

Muss das so sein? Wahrscheinlich schon. Zumindest ist es der Preis, den wir entrichten für eine wissenschaftlich orientierte – der moderne Fachbegriff lautet: »evidenzbasierte« – Medizin. Diese verlässt sich nämlich nicht auf alte Überlieferungen, Erfahrungswissen oder die Autorität anerkannter Repräsentanten des Faches. Sie verlässt sich einzig und allein auf die Ergebnisse gut konzipierter, wissenschaftlicher Studien. Aber auch derartige Studien liefern eben keine endgültigen Wahrheiten. Wissenschaftliche Erkenntnisse sind prinzipiell vorläufiger Natur. Sie gelten immer nur so lange, bis eine neue Studie neue, möglicherweise andere Erkenntnisse bringt. Das mag gelegentlich Verwirrung stiften, ist aber tatsächlich der einzige Weg, auf dem sich echter medizinischer Fortschritt erzielen lässt.

Von Albert Einstein stammt der schöne Satz: »Man soll alles so einfach wie möglich sagen – aber eben auch nicht einfacher«. Wir haben in diesem Ratgeber versucht, das komplexe Feld der Hormone und der hormonellen Therapie möglichst anschaulich darzustellen – aber eben auch nicht allzu simpel. Dazu gehört auch die Erkenntnis: Es gibt keine »guten« oder »schlechten« Hormone, sondern nur solche, die in zu hoher oder zu niedriger Konzentration vorliegen oder nicht richtig aufeinander abgestimmt sind. Und es gibt auch keine »richtigen« oder »falschen« Hormontherapien, sondern nur solche, die richtig oder falsch indiziert sind. Um diesbezüglich die bestmögliche Entscheidung zu treffen, braucht es idealerweise zwei Faktoren: einen kompetenten Arzt und eine gut informierte Patientin.

Literatur

Braendle W.: Das Klimakterium.
2. Aufl. Stuttgart: Wissenschaftliche
Verlagsgesellschaft, 2005

Breitenbach V., Katić K.: Endlich gut drauf!
München: Knaur, 2006

Fauteck J.-D., Kusztrich I.: Leben mit der
inneren Uhr. Berlin: Econ, 2006.

Göretzlehner G., Lauritzen C., Göretzlehner U.: Praktische Hormontherapie in der
Gynäkologie. 5. Aufl. Berlin: De Gruyter, 2007

Huber J.: Hormontherapie – Wie Hormone
unsere Gesundheit schützen. München:
Heinrich Hugendubel Kreuzlingen, 2007.

Kleine-Gunk B.: Resveratrol – länger jung mit
der Rotwein Medizin. Stuttgart: TRIAS, 2006

Kleine-Gunk B.: Phytoöstrogene – die sanfte
Alternative in den Wechseljahren. Stuttgart:
TRIAS, 2003

Parry V.: Der Tanz der Hormone. München und
Zürich: Pendo, 2007

Rodrigues D.: Hormon-Yoga.
10. Aufl. Darmstadt: Schirner, 2009

Römmler A.: Die Wahrheit über Hormone.
München: Südwest, 2006

Schmidt-Matthiesen H., Wallwiener D.:
Gynäkologie und Geburtshilfe.
10. Aufl. Stuttgart: Schattauer, 2005

Schaudig K., Schwenkhagen A.: Kompass
Wechseljahre. München: Knaur, 2007

Register

Bibliografische Information der Deutschen Nationalbibliothek
Die Deutsche Nationalbibliothek verzeichnet diese Publikation in der Deutschen Nationalbibliografie; detaillierte bibliografische Daten sind im Internet über http://dnb.d-nb.de abrufbar.

Programmplanung: Sibylle Duelli
Redaktion: Dr. Sabine Klonk, Dr. Barbara Voll-Peters

Umschlaggestaltung und Innen-Layout:
Cyclus · Visuelle Kommunikation, 70186 Stuttgart

Bildnachweis:
Umschlagfoto: Cyclus Visuelle Kommunikation
Fotos im Innenteil: Cyclus Visuelle Kommunikation:
S. 3; EuromedClinik, Gynäkologische Abteilung: S. 52; Fancy.veer: S. 4, 5, 6, 21, 28, 32, 37, 42, 70, 82, 98; Uppercut/f1: S. 7, 50, 55, 75

Zeichnungen: Christine Lackner, Ittlingen

© 2010 TRIAS Verlag in
MVS Medizinverlage Stuttgart GmbH & Co. KG
Oswald-Hesse-Straße 50,
70469 Stuttgart

Printed in Germany

Satz: Fotosatz Buck, 84036 Kumhausen
gesetzt in (Satzsystem): InDesign CS3
Druck: AZ Druck und Datentechnik GmbH,
87437 Kempten (Allgäu)

Gedruckt auf chlorfrei gebleichtem Papier

ISBN 978-3-8304-3498-6

1 2 3 4 5 6

SERVICE

Liebe Leserin, lieber Leser,

hat Ihnen dieses Buch weitergeholfen? Für Anregungen, Kritik, aber auch für Lob sind wir offen. So können wir in Zukunft noch besser auf Ihre Wünsche eingehen. Schreiben Sie uns, denn Ihre Meinung zählt!

Ihr TRIAS Verlag
E-Mail-Leserservice: heike.schmid@medizinverlage.de
Lektorat TRIAS Verlag, Postfach 30 05 04, 70445 Stuttgart, Fax: 0711 89 31-748